W0466888

Lieber Herr Köhler,

Gesundheit braucht viel
Aufmerksamkeit und Fürsorge.
Sie haben sich für einen
aktiven Weg entschieden,
auf dem wir Sie ein Stück begleiten wollen.

Mit freundlichem Gruss

G. Klein

Haus der Chiropraktik "Seeblick"
H.-J. Robert Straub
Beeskower Chaussee 15
15864 Wendisch Rietz
Tel.: 033679 - 750 110
Heilpraktiker · Doctor of Chiropractic (U.S.A.)

Gabriele Kern
Steffi Beckmann

CHIROPRAKTIK

Mit den Händen getan

Geschichten und Informatives rund um Chiropraktik

herausgegeben vom
Bund deutscher Chiropraktiker e.V.

Herausgeber:
Bund Deutscher Chiropraktiker e.V., Fuggerstraße 33, 10777 Berlin

ISBN 978-3-00-021749-4

Grafische Bearbeitung und Druck:
Rainer Krafft, Druckwerkstatt, 030-401 60 61

Inhaltsverzeichnis

Anhang

Vorwort

Der Bund deutscher Chiropraktiker e.V. schlägt mit dem vorliegenden Buch eine Brücke zwischen Fantasie und Wirklichkeit, verbindet Emotion mit Information, Prosatexte mit Hintergrundwissen.

„Mit den Händen getan“ möchte den Leser gleichermaßen berühren und aufklären, Ängste nehmen und Sicherheit geben. Tanzen Sie mit uns auf dem Drahtseil, staunen Sie über eine seltsame Begegnung im Wartezimmer oder sprechen Sie mit ihrer Bandscheibe ...

Dieses einzigartige Buch wird jedem Leser ein Stück Gesundheit schenken. Durch ein neues Körperverständnis und das damit verbundene Wissen um das „Wie“ und „Warum“, werden Sie die Reaktion Ihres Körpers besser verstehen. Chiropraktik ist die Medizin der Zukunft, weil sie Ihren Körper als Einheit sieht, die Ursachen behandelt und ohne Medikamente auskommt.

Ich weiß, das klingt zu schön, um wahr zu sein, aber die Erfolge geben der Methode Recht.
Investieren Sie in Ihre Gesundheit und nehmen Sie sich Zeit für regelmäßige Kontrolluntersuchungen bei Ihrem Chiropraktiker! Es ist das schönste Geschenk für Sie selbst und Ihre Familie.

Ihr
Robert Straub
Präsident Bund deutscher Chiropraktiker e.V.

Der Verband

1976 eröffnete der Heilpraktiker K.J. Schwarz die erste offizielle Heilpraktiker-Schule in Berlin. Nicht im Ausbildungsplan vorgesehen war das Fach Chiropraktik. Der Grund: Es gab keine qualifizierten Lehrer, die in der Lage waren, die Original-Methoden aus USA fachgerecht zu vermitteln. Auch in den Folgejahren änderte sich an der Situation nichts.

Einige Heilpraktiker-Kollegen studierten in den USA, um den Titel „Doctor of Chiropractic" zu erwerben.

Bis heute existiert in Deutschland kein vergleichbarer Studienberuf, der amerikanische Doktortitel ist hierzulande „nichts wert".

So muss ein „DC" (Doctor of Chiropractic) in Deutschland Arzt oder Heilpraktiker sein, um Chiropraktik eigenverantwortlich ausführen zu dürfen.

Ab 1992 unterrichtete der amerikanische Doctor of Chiropractic, Devdas Ranchod, an der Heilpraktiker-Schule Berlin.

Zusammen mit seinem amerikanischen Partner gründete K.J. Schwarz 1993 eine Chiropraktik-Schule. Eine angestrebte Kooperation mit deutschen Heilpraktiker-Verbänden konnte nicht realisiert werden.

Was lag also näher, als über die Chiropraktik-Schule Berlin einen eigenen Berufsverband zu etablieren?

1994 wurde der Bund deutscher Chiropraktiker e.V. gegründet. Seither hat er sich der Aufgabe verschrieben, die sanfte US-Chiropraktik in Deutschland bekannt zu machen und ihre Techniken fundiert und effektiv zu vermitteln. So bietet die Verbandsschule neben der 200 bis 300-stündigen Basisausbildung regelmäßige Fortbildungen – so genannte „Updates" – an, die es den Mitgliedern ermöglichen, neue Techniken zu erlernen, zu erproben und professionell anzuwenden.

Heute rekrutieren sich die Verbandsmitglieder in erster Linie aus den Absolventen der Chiropraktik-Schule Berlin. Jedes Jahr kommen 10 - 20 neue Mitglieder hinzu und tragen dazu bei, das falsche Bild vom „Knochen- Knacker“ durch die Anwendung professioneller, sanfter Chiropraktik zu widerlegen.

Unter www.chiropraktik-bund.de steht im Internet ein umfangreiches Portal zur Verfügung, das Informationen zu allen Bereichen der Chiropraktik bereithält. Informationsbroschüren und Bücher wie das vorliegende ergänzen das Programm.

GABRIELE KERN

Großvaters Hände

Wenn ich Großvaters Hände betrachtete, erwartete ich immer, ein Knistern zu hören, wie das Rascheln spröde gewordenen Butterbrotpapiers. Tätschelte seine Hand meine Wange, kratzte es ein wenig und doch schmiegte ich mein Kindergesicht in ihre trockene Wärme.

Die Weihnachtsferien bei Opa und Oma waren für uns Kinder der Höhepunkt des Jahres. Die langen Winterabende verbrachten wir alle zusammen in der guten Stube. Großmutter lehnte sich in ihren Schaukelstuhl zurück, Marlene und ich hockten auf dem Lammfellteppich und Großvater saß auf einem groben Holzschemel. Feuer prasselte im Kamin und schenkte dem Raum ein Leuchten, wie ich es mein Leben lang wiederzufinden versucht habe.

Opa schnitzte Puppenköpfe. Dazu spannte er einen unförmigen Klotz aus Lindenholz in den Galgen und bevor er nach dem Werkzeug griff, fragte er uns Kinder: „Junge oder Mädchen? Hübsch oder hässlich? Traurig oder fröhlich?“ Weil wir uns nie einigen konnten, wurde die Entscheidung über das weitere Schicksal des Holzblocks abwechselnd gefällt.

„Peter, heute bist du an der Reihe“, sagte Großvater dann, „sag schon, was soll draus werden?“

„Es soll ein Junge werden, hässlich und traurig und Ludwig soll er heißen.“

„Also Ludwig. Wie alt ist Ludwig? Erzählt mir mehr über ihn!“, forderte Opa uns auf und gemeinsam erfanden wir eine Geschichte, verhalfen Ludwig, Franka, Petronella und wie sie alle hießen zu einer Biografie, einer Familie, einem Schicksal, während das Schnitzmesser in Großvaters Hand ihnen ein Gesicht gab. An den folgenden Tagen nähte Marlene unter Omas Anleitung aus alten Stoffresten Kleidungs-

stücke für das neue Familienmitglied und ich durfte Opa in der Tischlerwerkstatt helfen. Er sägte die Rundhölzer, ich drehte Ringösen ein für die Gelenke.
In jedem Winter entstanden zwei neue Marionetten, zwei Lebenswege, zwei Schicksale. Zeugnisse kindlicher Lebenserfahrung und großväterlichen Geschicks. Als Großvater starb, schauten aus den Regalen fünfzehn starre Augenpaare auf die kleine Trauergesellschaft. Ihr Blick signalisierte das Ende unserer Kindheit. Damals war ich dreizehn, Marlene elf. Bevor aus Verzweiflung über diesen Verlust dankbare Erinnerung wachsen konnte, folgte Großmutter ihrem Gefährten ins Grab.

Die Marionetten zogen in unsere Kinderzimmer ein, jede Puppe in das Zimmer ihres Namensgebers. Larissa, Walter, Franco, Albertine, Ludwig, Siegfried und Sabinchen wohnten bei mir. Nun, da ich täglich mit ihnen zusammen war, genügte es mir nicht mehr, sie dasitzen zu sehen als Großvaters stummes Erbe. Ich erdachte kleine Theaterstücke, schrieb Dialoge und brachte mir bei, das Spielkreuz zu beherrschen. Wie sensibel die Puppen waren! Sie reagierten auf jede Bewegung meiner Finger. Ich war es, der die Fäden zog. Ich hatte die Kontrolle! Damals ahnte ich nicht, wie viel Halt mir dieses Gefühl noch geben würde.

Vater hatte zu trinken begonnen. Gelegentlich zuerst, dann regelmäßig. Wenn er betrunken war, schleuderte er uns seine Verbitterung, seine Verachtung, seinen Hass entgegen. Empfindungen, die niemand von uns in ihm vermutet hätte.
Mein Trost waren die Marionetten.
Wenn Vater seinen trunkenen Zorn an mir ausgelassen hatte, ging ich nicht hinaus, um wütend nach der nächsten Katze zu treten, die meinen Weg kreuzte. Ich ging in mein Zimmer und zog die Fäden, beobachtete das Zusammenspiel von Zug und Bewegung, legte den

Marionetten Worte in den starren Mund, die ich auszusprechen selbst nicht wagte.
„Du Memme“, brüllte Vater mir dann hinterher. „Komm her, sei ein Mann, kämpfe! Spielt mit Puppen wie ein Mädchen, so ein Versager!“
Eines Tages schlug er mich. Ich wehrte mich nicht. Stumm ließ ich das Prasseln seiner Fäuste auf meinem Rücken über mich ergehen und rannte in mein Zimmer, als er endlich von mir abließ.
Am nächsten Morgen weckte Mutter uns auf: „Kinder, packt ein paar Kleider zusammen. In einer halben Stunde werden wir abgeholt.“
Genau dreißig Minuten später fuhren wir im Taxi einem unbekannten Ziel entgegen. Marlene weinte und ich hielt Ludwig, meine Lieblingsmarionette, auf dem Schoß.

Eine Freundin unserer Mutter nahm uns auf.
„Bis ihr was Eigenes habt, wird es schon gehen“, meinte sie zuversichtlich. Tatsächlich hatten wir viel Glück bei der Wohnungssuche und so konnten wir schon zwei Monate später ein hübsches Häuschen in der Nachbarstadt beziehen. Wir Kinder hatten wieder jedes ein eigenes Zimmer, das sogar genug Platz für unsere Marionetten bot.
Vater hatte mehrmals versucht, uns zur Rückkehr zu bewegen, aber als Mutter ihm telefonisch unsere neue Adresse mitteilte, gab er auf.
„In Ordnung“, sagte er, „ich werde verreisen, damit ich nicht da bin, wenn ihr eure Sachen holt.“
Er hielt Wort. Sein Auto stand nicht vor dem Haus, als wir eintrafen. Mir war mulmig zumute, als ich durch die Räume ging, die einmal „Zuhause“ gewesen waren. Vater hatte nichts verändert. Am Küchenschrank hing sogar noch Mutters Zettel: „Wir gehen. Es ist genug!“, stand darauf.
Ich stellte mir vor, was Vater gedacht, was er gefühlt haben mochte, als er aus dem Büro heimkehrte und die Notiz fand – und er tat mir Leid. Tränen brannten in meinen Augen. Hätten wir ihm nicht doch eine

Chance geben sollen?
Dann betrat ich mein ehemaliges Kinderzimmer.
Ich schrie! Schrie, wie ich es nie zuvor getan hatte. Vor mir auf dem Boden lagen Puppenköpfe, Arme, Beine, ihrer Gelenke beraubt, Fäden akribisch in zentimeterlange Stücke geschnitten, dazwischen Stofffetzen, die Spielkreuze zerstört, und am Kleiderschrank hing ein Zettel: „Werd ein Mann, du Memme!"

Das liegt nun über dreißig Jahre zurück und noch immer fühle ich, wie Entsetzen kalt in mir aufsteigt, wenn ich an diesen Anblick denke.

Wir packten die Marionettenreste in einen großen Korb und nahmen ihn mit nach Hause. Wie ein Mahnmal begleitete er mich durch meine Ausbildung, selbst in meiner kleinen Studentenbude durfte er nicht fehlen. Heute hat er seinen Platz neben dem Kamin im Familienwohnzimmer.
Ludwig jedoch beobachtet mich aus dem Regal in meinem Sprechzimmer. Eingekeilt zwischen Fachbüchern wartet er auf seinen Einsatz.

Die Faszination für Ursache und Wirkung, die mich als Kind beim Betätigen des Spielkreuzes gefangen genommen hatte, prägte meinen weiteren Lebensweg. Besonders das Zusammenspiel der Gelenke fand mein Interesse. Meine Ausbildung zum Facharzt für Orthopädie war für mich eine logische Folge. Ich fand Aufnahme in einer Gemeinschaftspraxis und übte meinen Beruf mit Leidenschaft aus.
Dann las ich in einem Fachblatt einen Bericht über die Erfolge manueller Therapien. In Zeitschriften, Bibliotheken und im Internet suchte und fand ich weitere Informationen. Ich überlegte noch, ob ich wohl bereit wäre, nach so vielen Jahren der Schulmedizin neue Wege zu

beschreiten, als ich über einen Artikel stolperte, der mir die Entscheidung abnahm. „Wenn Sie sich vorstellen können, eine Marionette zu sein - dann können Sie Chiropraktik verstehen", stand dort. Mein Entschluss stand fest. Ich absolvierte die angebotene Ausbildung beim Bund deutscher Chiropraktiker e.V. und gründete meine eigene Praxis.

Ludwig nehme ich aus dem Regal, um jungen und alten Patienten das Zusammenspiel der Gelenke zu demonstrieren. Immer, wenn ein Lächeln des Patienten Verständnis signalisiert, glaube ich, um Ludwigs Augen ein Zwinkern zu erkennen.
Und alles begann mit Großvaters Händen.

Der Chiropraktiker ist Experte

In ihrem Geburtsland, den USA, wird Chiropraktik an eigenen Colleges gelehrt. Das ca. 7-jährige Gesamtstudium vermittelt umfassende Kenntnisse medizinischer Grundlagen, Diagnoseverfahren, Heil- und Behandlungsmethoden sowie eine chiropraktische Ausbildung und schließt mit dem Titel „Doctor of Chiropractic“ (DC) ab.
In Deutschland ist Chiropraktik nicht als eigenständiger Heilberuf anerkannt. Sie darf nur von Ärzten und Heilpraktikern mit entsprechender Zusatzausbildung eigenverantwortlich ausgeübt werden. Beide Berufsgruppen haben bereits ein Medizinstudium bzw. eine dem Studium entsprechende medizinische Ausbildung absolviert, sodass während der chiropraktischen Zusatzausbildung darauf aufgebaut werden kann.

Die *Chiropraktik Schule Berlin*, die Verbandsschule des *Bundes deutscher Chiropraktiker*, führt die Zusatzausbildung berufsbegleitend über einen Zeitraum von durchschnittlich 30 Monaten hinweg in Form von Intensiv-Wochenend-Einheiten durch.
Sie ist eine von wenigen Schulen in Europa, die ausschließlich die Original-Techniken der amerikanischen, sanften Chiropraktik lehrt:

Die *Sacro-Occipital-Technik (S.O.T.)* ist ein in den USA entwickeltes, fortschrittliches und bewährtes, sanftes Konzept der Chiropraktik, das durch den Osteopathen und Pionier der Chiropraktik, Dr. De Jarnette (DC) weiterentwickelt und vervollkommnet wurde. Namhafte Größen wie William G. Sutherland (Osteopath) und George Goodheart (Chiropraktiker) waren seine Wegbegleiter.
Durch gezielte, aber sanfte Druckimpulse - nicht durch schmerzhaftes Einrenken! – und eine spezielle Lagerung auf Blöcken, die das

Eigengewicht des Patienten nutzen, werden verschobene Wirbel und Wirbelsegmente „justiert“ und Gelenkssubluxationen (Subluxation = Verschiebung) korrigiert.

Die *Manuelle Organ Therapie (MOT)* stellt eine Königsdiziplin der sanften Manual-Therapie dar. Durch Stimulationen an bestimmten Reflexpunkten werden die inneren Organe beeinflusst. Nahrungsergänzungsmittel und pflanzliche oder homöopathische Arzneimittel können die Therapie begleitend unterstützen. Die MOT ist darüber hinaus ein hervorragendes Medium der Diagnostik, das ein frühes Erkennen von Organbelastungen ermöglicht.

Craniopathie ist ein spezialisierter Arbeitsbereich der Chiropraktik, der den feinen Mikrobewegungen der Schädelnähte große Beachtung schenkt. Verschiebungen der Schädelnähte beeinträchtigen das zentrale Nervensystem. Sie können durch sanfte chiropraktische Justierung korrigiert werden. In einigen Fällen kann eine Korrektur des Kiefergelenks die Therapie unterstützen.

Halswirbelsäulen-Techniken (HWS)
Manipulationen an der (Hals-)Wirbelsäule bergen immer ein Risiko. Sanfte Justierung mithilfe moderner chiropraktischer Methoden ist nahezu völlig ungefährlich, wenn sie von einem speziell ausgebildeten Chiropraktiker vorgenommen wird. Einer Behandlung muss eine Diagnose mittels Bild gebender Verfahren (Röntgen, MRT) vorausgehen.

Der *Thompson Terminal Point Technik* geht immer eine Beinlängenanalyse voraus, die eindeutige Hinweise auf den zu justierenden Bereich vermittelt. Zur Behandlung nutzt der Chiropraktiker kinetische (Kinetik = Bewegung durch Kräfte) Energie, indem er den Patienten auf einem speziellen Instrumententisch lagert, der über eine so genannte „Drop"-Funktion verfügt (drop [engl.] = fallen, absenken). Auf einen Impuls durch die erfahrenen Hände des Chiropraktikers nimmt der Tisch mittels kinetischer Energie die Justierung gefahrlos vor.

In der *Low-Force-Technik* bringt der Chiropraktiker den so genannten „Adjuster" zum Einsatz. Mithilfe des Geräts kann er extrem kurze kinetische Impulse setzen, die zur gewünschten Justierung des betroffenen Bereichs führen. Die Low-Force-Technik ist - wie auch andere Techniken - eine Methode der chiropraktischen Diagnostik sowie der Erfolgskontrolle.

Diese und andere Techniken, wie z.B. die *Gonstead Technik, Bandscheiben-Technik* und der Einsatz des *Chiro-Scanners* werden an der Chiropraktik Schule Berlin gelehrt und zertifiziert.
Neben der wissenschaftlichen Grundlage und der Kunst der Justierung verfügt Chiropraktik auch über einen philosophischen Aspekt:

Der Chiropraktiker heilt nicht, sondern setzt Impulse, die den Körper des Patienten dazu veranlassen, sich selbst zu heilen.

Woran erkennt der Patient den guten Chiropraktiker?[1]

Vier Aspekte geben den Ausschlag:

1. Ihr Chiropraktiker nimmt sich Zeit für Ihre Krankengeschichte und führt vor der ersten Behandlung Sicherheitstests und körperli-

[1] s.a.: Therapeutenverzeichnis im Anhang

che Untersuchungen durch.

2. Er analysiert vor der ersten Behandlung Röntgenbilder oder andere analytische Unterlagen.

3. Vor der ersten Behandlung klärt er Sie schriftlich oder mündlich über eventuelle Risiken einer chiropraktischen Justierung auf.

4. Er informiert Sie mündlich oder durch Zertifikate (Diplom) über seine Qualifikation. Wichtig: Wie viele Techniken werden beherrscht und werden Fortbildungen absolviert?

Gabriele Kern

Drahtseilakt

Vorsichtig einen Fuß vor den anderen setzen. Mit den Armen den Ausgleich schaffen, Balance halten. Der perlenbesetzte Schirm in meiner Hand schillert im Licht der Scheinwerfer. Die Kapelle spielt „Salto mortale“ und das Publikum schaut in atemloser Bewunderung zu mir herauf, heißt mich applaudierend willkommen.

Mein Lächeln ist mehr als die Bewegung der Mundwinkel, es lässt meine Augen glänzen und für eine Sekunde durchflutet mich das Gefühl, einzigartig zu sein, Großartiges zu vollbringen, bevor die Angst ihre kalten Finger nach mir ausstreckt.

Der erste Spagat. Langsam gleitet mein rechter Fuß das Drahtseil entlang nach vorn, der linke nach hinten, bis die Beine eine gerade Linie bilden. Die Zuschauer applaudieren. Meine Hände sind feucht, krampfen sich um den Griff des Balancierschirms. Ich atme den Duft von Sägespänen weit unter mir, ahne den gähnenden Abgrund.

„Nicht nach unten sehen!“ Die Stimme meines Vaters flüstert in meinem Kopf und ich bin wieder das dreijährige Mädchen, das seine ersten Gehversuche auf dem Seil macht, knapp dreißig Zentimeter über dem Manegenboden.

„Papa, ich will hier runter!“, möchte ich schreien. Scheinbar leichtfüßig erhebe ich mich stattdessen aus meiner grotesken Haltung. Das Ziehen in den Leisten gehört dazu. Auch mit hochgezogenen Mundwinkeln kann ich die Zähne zusammenbeißen. Ich setze meinen Weg über das Seil fort. Ein Radschlag trennt mich von der gegenüberliegenden Leiter. Auf dem kleinen Podest an ihrem oberen Ende wartet Franco, mein Partner. Seine Augen glänzen fiebrig, aber er wirkt ruhig, obwohl wir heute zum ersten Mal gemeinsam auftreten. Franco reicht mir die Hand, als ich mich anschicke, zu ihm aufs Podest zu springen.

Er trägt bereits das Klettergestell auf den Schultern.
Die Zuschauer applaudieren.
„Wird schon gut gehen", flüstert Franco an meinem Ohr. Ich wünsche mich zurück in unseren Wohnwagen, zurück in seine Arme.
Er ergreift die Balancierstange, macht die ersten Schritte aufs Seil. Unter dem hautengen Trikot sehe ich das Spiel seiner Muskeln. Die Kapelle spielt den „Säbeltanz". Mein Einsatz. Meine Knie geben nach, als ich das Seil erneut unter meinen Sohlen spüre. Franco ist nicht gesichert! Er kehrt mir den Rücken zu, damit ich auf seine Schultern steigen kann.
„Du hängst nicht an der Longe", zische ich und ohne sich umzuwenden antwortet er: „Ich weiß."
Mein Zirkuslächeln verschenkend, presse ich zwischen den Zähnen hervor: „Das ist Wahnsinn!"
„Ich weiß, was ich tue. Wir werden Schlagzeilen machen!"
Ich habe keine Wahl. Franco erwartet einen Vertrauensbeweis, das Publikum eine Sensation.
Mit zittrigen Knien und einem Zirkuslächeln, das meine Augen nicht mehr erreicht, klettere ich so elegant wie möglich auf seine Schultern, das Gestänge hinauf, versuche, das Schwanken zu ignorieren.
„Beachten Sie bitte", höre ich die Stimme des Zirkusdirektors aus den Lautsprechern, „das Paar arbeitet ohne Netz!"
Drei Sprossen erklimme ich, bis ich bei den Griffen angekommen bin.
„Alles in Ordnung", raunt Franco mir zu. „Wird schon schief gehen." Ich stemme mich empor. Wie der Docht einer Kerze ragen meine Beine in die Höhe. Die Angstnummer ist vollbracht. Die Zuschauer beobachten stumm. Mein Lächeln erstirbt, als meine Beine überzuschlagen drohen. Wir kippen, denke ich. Dann spüre ich das Reißen der Longe an meinem Körper, höre den dumpfen Aufprall und die Entsetzensschreie …

„Schnell, die Saroni ist wieder gestürzt!"
„Das darf doch nicht wahr sein", stöhnte Mario, der Zivildienstleistende. Er packte sofort den Rollstuhl, der in der Ecke des Dienstzimmers stand, und rannte damit auf den Flur. Die alte Dame lag am Ende der Treppe.
„Es ist nichts passiert, junger Mann", beruhigte sie den Herbeieilenden, ließ sich aber widerstandslos in den Rollstuhl helfen.
„Sie wissen doch, dass Sie die Treppe nicht allein runtergehen sollen", lamentierte Mario. Er gab sich Mühe, streng auszusehen.
„Treppe? Ich war auf dem Seil ..."
„Klar, hab ich ja schon wieder vergessen", grinste Mario und schob seine seltsame Fracht zurück ins Zimmer. „Ich hole mal lieber den Arzt", ergänzte er, „man weiß ja nie!"
„Ach, Jungchen, ich brauch keinen Weißkittel, glaub mir!"
„Sorry, das ist die Anweisung. Wenn ein Patient gestürzt ist, muss er untersucht werden." Mario half der alten Dame ins Bett und eilte zurück ins Dienstzimmer, um den Arzt zu verständigen.

„Könnten Sie doch das Seiltanzen endlich sein lassen!", seufzte Dr. Marquardt zehn Minuten später.
Frau Saroni ging nicht darauf ein.
„Wissen Sie eigentlich, dass ich nach dem Unfall taub war?"
„Ja, das steht in Ihrer Akte."
„Die Ärzte hielten es für eine Folge des Schocks."
„Das war es wohl auch."
„Das Letzte, was ich gehört hatte, war der Aufprall seines Körpers ..."
„Ich verstehe. Es muss schrecklich für Sie gewesen sein."
Eine Träne rollte über Elisas runzlige Wange.
„Mir war nichts passiert, nur hören konnte ich nicht mehr."
Dr. Marquardt drückte auf eine Stelle an ihren Rippen.

„Tut das weh?“
„Nein, nein, mir fehlt wirklich nichts.“
Der Arzt seufzte.
„Sieht aus, als hätten Sie Glück gehabt.“
„In die Psychiatrie haben sie mich gesteckt.“ Die Frau strich eine Strähne ihres grauen Haares aus dem Gesicht. „Aber die konnten mir auch nicht helfen. ‚Wenn der Schock überwunden ist, wird die Taubheit von selbst verschwinden', haben sie gesagt und mich nach Hause geschickt. ‚Nach Hause', wie das klingt! Ein Wohnwagen auf einem Campingplatz. Das war mein Zuhause!“
„Nehmen Sie bitte meine Hand und greifen Sie zu, so fest Sie können!“ Der Arzt ließ sich nicht von der Notwendigkeit einer Untersuchung abbringen.
„Wissen Sie, wie es sich anfühlt, wenn Ihre Welt plötzlich stumm ist? Sie sehen, dass die Leute reden, aber Sie können sie nicht verstehen. Auf dem Campingplatz wollte niemand etwas mit mir zu tun haben. Sie mieden mich und einmal hängten Kinder ein Schild an meine Tür. ‚Taube Hexe', stand darauf.“
„Bitte folgen Sie dem Licht mit den Augen“, forderte der Arzt sie auf und führte eine kleine Taschenlampe vor ihrer Nasenspitze vorbei.
„Dann kam ein neuer Gast auf den Platz. Sehr netter, junger Mann. Ungefähr so alt wie Sie jetzt.“ Elisa blinzelte dem Arzt zu. „Ihm war egal, dass ich ihn nicht hören konnte. Er schrieb eben alles auf.“ Sie kicherte, während ihre Blicke dem Licht der Taschenlampe folgten. „Wie viel Papier wir damals verbrauchten!“
„Mir scheint, mit Ihnen ist alles in Ordnung, Frau Saroni. Dann werd' ich mal …“
„Aber nein! Sie müssen doch noch das Ende der Geschichte hören!“, protestierte Elisa. „Schauen Sie doch mal nach meinem linken Bein. Mir scheint, da zwickt es!“
Seufzend wandte sich der Mediziner besagtem Bein zu. „Anwinkeln,

bitte!“
Elisa tat wie geheißen und redete unbeirrt weiter. „Marius brachte mich zu einem Therapeuten in seiner Heimatstadt. Der hätte ihm so gut geholfen bei seinen Rückenproblemen. ‚Ich bin taub, nicht rückenkrank', erwiderte ich, aber er winkte nur ab. Nach der Untersuchung war klar, dass sich beim Sturz in die Longe ein Wirbel verschoben hatte. Der Chiropraktiker brachte ihn in die richtige Position und bald darauf konnte ich wieder ganz normal hören.“
„Ja, ja, so kann's gehen“, antwortete der Arzt unbeeindruckt und schloss die Untersuchung endgültig ab.
„Also, Frau Saroni, ich kann keine Verletzung feststellen. In Zukunft aber bitte keine Drahtseilakte mehr, versprochen?“
„Aber ja, versprochen.“ Ein Zirkuslächeln lag auf den Lippen der alten Dame, als der Arzt das Zimmer verließ.

„Franco, komm!“, rief Elisa. „Lass uns eine Trapeznummer probieren!“ Sie stand aus dem Bett auf, schlüpfte in die Hausschuhe und tänzelte zum Fenster …

Mit den Händen getan

Der 18. September 1895 gilt als Geburtstag der Chiropraktik. David Daniel Palmer (7. März 1845 - 20. Oktober 1913) berichtet: „Harvey Lillard war seit 17 Jahren so taub, dass er keinen Straßenlärm oder das Ticken einer Uhr hören konnte. Ich forschte nach den Ursachen seiner Schwerhörigkeit und fand heraus, dass er, als er sich in einer verkrampften, gebeugten Stellung befand, eine Bewegung in der Wirbelsäule spürte und im selben Moment schwerhörig wurde. Eine Untersuchung ergab einen aus der normalen Stellung verschobenen Wirbel. Ich vermutete, dass die Hörfähigkeit dieses Mannes wieder hergestellt werden könne, wenn die Position des Wirbels korrigiert wurde. Mit dieser Erklärung überzeugte ich in einem halbstündigen Gespräch Mr. Lillard und erhielt die Erlaubnis, den Wirbel zu reponieren. Ich schob ihn in seine korrekte Position, indem ich den Dornfortsatz als Hebel benutzte, und bald konnte der Mann wieder hören wie früher."

Daniel David Palmer, kanadischer Herkunft und seit 1887 mit seiner Familie in Davenport, Iowa, U.S.A. ansässig, studierte schon seit Jahren Ursachen und Symptome von Krankheiten und betrieb eine Praxis mit angeschlossenem kleinen Krankenhaus, wo er insbesondere Magnetische Therapien als Heilmittel einsetzte, als er die oben geschilderte Entdeckung machte. Der Grundstein für die Chiropraktik war gelegt. Bereits zwei Jahre später gründete Palmer das „Palmer Infirmary and Chiropractic Institute", 1907 umbenannt in „Palmer School of Chiropractic". Heute zählt das „Palmer College of Chiropractic" in Davenport zur renommiertesten Ausbildungsstätte für Chiropraktiker in den USA.

Wissenschaft, Kunst und Philosophie sind die 3 Säulen der Chiropraktik. Die wissenschaftliche Grundlage der Chiropraktik stützt sich auf den medizinisch unumstrittenen Fakt, dass das Nervensystem jede Körperfunktion, jede Zelle, jedes Organ und jedes Organsystem koordiniert und kontrolliert. Die Kunst der Justierung basiert auf der Kenntnis der wissenschaftlichen Grundlagen und dem „Handwerk“, der sicheren Anwendung chiropraktischer Methoden.

Die Philosophie: „Der Körper besitzt die Fähigkeit, sich selbst zu heilen.“ Mit der Justierung gibt der Chiropraktiker dem Körper die Impulse, die er zur Einleitung des Selbstheilungsprozesses benötigt.

Die Kraft, die den Körper erschaffen hat,
heilt ihn auch.

(D.D. PALMER. DC)

Steffi Beckmann

Es gibt immer einen Weg

Wir haben gestritten, wie so oft in letzter Zeit. Mit einem Knall fällt die Wohnungstür ins Schloss. Haralds Worte hallen in meinen Ohren. „Ich halte das nicht mehr aus, wenn das so weitergeht, werde ich irre! Wir sollten uns trennen!"

Ich bleibe im Wohnzimmer zurück und fühle mich hilflos. Vom Fenster aus sehe ich, wie Harald durch den Vorgarten stürmt. Unsere ständigen Streitereien zermürben mich. Der Druck in meiner Brust wird unerträglich und der Kloß im Hals droht mich zu ersticken. Haralds Verhalten macht mich traurig und schürt die Angst, ihn zu verlieren. Wird er seine Drohung tatsächlich wahr machen? Nach einigen Minuten löse ich mich aus der Erstarrung und blicke trotzig in Richtung Kaminsims. Unsere kleine Fotogalerie hat dort ihren Platz gefunden. Erinnerungen an weitaus glücklichere Zeiten. Ich nehme den verschnörkelten Rahmen herunter. Unser Hochzeitsfoto. Meine Fingerspitzen berühren das Glas. „In guten wie in schlechten Tagen …", das haben wir uns versprochen. Wäre es doch so einfach! Zorn und Wut steigen in mir auf. Ich erhebe die Hand, die Versuchung ist groß, den Bilderrahmen an die Wand zu werfen. Nach kurzem Zögern stelle ich das Foto zurück an seinen Platz. Harald macht es sich einfach. Er flüchtet und lässt mich allein in meinem Gefühlschaos, allein mit all unseren Problemen. Einen Moment lang hasse ich ihn dafür. Er hat sich verändert.

Ich ordne die Zeitungen auf dem Wohnzimmertisch, schiebe die Papiere zusammen und hole mir aus der Küche eine große Tasse Kaffee. Zurück im Wohnzimmer, lasse ich mich erschöpft auf das Sofa fallen. Ich bin ausgelaugt und müde. Wann habe ich zum letzten Mal ausreichend geschlafen? Es fällt mir schwer, mich daran zu erinnern.

Wir sind seit fünf Jahren verheiratet. Unser Kinderwunsch wurde mit der Zeit immer stärker. Nach einer Fehlgeburt stürzte ich in ein tiefes, emotionales Loch, machte mir Vorwürfe, fühlte mich schuldig.
„Eine organische Ursache liegt bei Ihnen nicht vor, Frau du Bois. Sie sind eine gesunde, junge Frau. Manchmal hat es die Natur so eingerichtet, dass eine Schwangerschaft im Frühstadium unterbrochen wird. Dafür kann es vielfältige Gründe geben“, erklärte Doktor Bayer, mein Gynäkologe.

Geduldig versuchte Harald, mich in dieser Zeit zu trösten. Er stand mir bei, baute mich auf und half mir durch die schweren Wochen und Monate. Unsere Gespräche taten mir gut. Harald ließ mir den Freiraum zum Trauern. Kein Wort des Vorwurfes kam über seine Lippen. Mit liebevollen Gesten versuchte er immer wieder, mich aufzumuntern. Dabei war seine Trauer um den Verlust unseres Kindes so groß wie meine eigene.
„Vielleicht trauern Männer anders“, kam es mir oft in den Sinn, wenn ich meinen Mann beobachtete. Er stürzte sich in seine Arbeit, renovierte die Wohnung. Seine Art der Verarbeitung war von Ruhelosigkeit geprägt, während ich manchmal ganze Tage wie gelähmt im Bett verbrachte. Verwandte und Freunde rieten zu einer erneuten Schwangerschaft, so bald wie möglich, aber wir waren uns einig: Wir wollten den Kinderwunsch nicht forcieren und uns nicht diesem Druck unterwerfen. Allmählich normalisierte sich unser Leben wieder.
Ich wurde wieder schwanger. Die Schwangerschaft war intakt und verlief ohne nennenswerte Zwischenfälle.
Als die Wehen einsetzten, fuhr Harald mit mir ins Krankenhaus. Stunden vergingen, in denen ich mich quälte. Die Geburt wollte nicht recht in Gang kommen.
„Wir machen sofort einen Ultraschall!“, rief der herbeigerufene Gynäkologe der Hebamme zu.

Um meinen Bauch spannte sich der Gürtel mit den Elektroden, die Herztöne meines Babys waren nicht zu hören. Ich geriet in Panik. Bevor ich fragen konnte, hörte ich den Doktor knappe Anweisungen geben.
„Notkaiserschnitt! Schwache Herztöne, das Kind liegt falsch. Los, los, los! Beeilung!“ Um mich herum begann sich alles zu drehen, ich hatte Angst und konnte keinen klaren Gedanken mehr fassen. Der Anästhesist setzte die Narkosespritze. Um mich herum versank alles in Dunkelheit.

Die Entbindung liegt inzwischen drei Monate zurück, doch die Erinnerung daran treibt mir immer noch Tränen in die Augen.
Ein Geräusch aus dem Nachbarzimmer reißt mich aus meinen Gedanken. Ich eile hinüber an Lauras Bettchen. Zappelnd streckt sie Arme und Beine von sich, kurz darauf ist sie hellwach und beginnt sofort zu schreien. Vorsichtig nehme ich sie auf den Arm und gehe mit ihr durch die Wohnung. Während ich sie sanft hin und her wiege, hoffe ich, dass sie sich wieder beruhigt. Meine Hoffnung ist vergebens, stattdessen steigern sich ihre Schreie. Ihr kleines Gesicht wird krebsrot. Ununterbrochen gehe ich mit ihr auf und ab, verharre einen Moment am Fenster, setze mich in den Schaukelstuhl und wiege sie in meinen Armen. Bald weiß ich mir keinen Rat mehr. Es gibt nichts, was sie besänftigen könnte. Während ich Laura eine frische Windel umlege, hört sie nicht auf zu schreien. Auch ihr Fläschchen vermag nicht, sie zu beruhigen. Sie weigert sich zu trinken und stößt es wütend von sich. Wir gehen zurück ins Kinderzimmer und ich ziehe der Kleinen eine Jacke an, um mit ihr spazieren zu gehen. Frische Luft wird uns beiden gut tun.

Der Wind treibt welkes Laub vor sich her. Fröstelnd ziehe ich die Schultern hoch und atme die Herbstluft tief ein. Ich will diesen Moment genießen. Es gibt in letzter Zeit nur wenige Augenblicke, in denen ich Ruhe finde. Der Park liegt am Stadtrand und ist um diese Uhrzeit nur noch spärlich besucht. Lauras Geschrei stört hier niemanden. Ich schlinge den Schal enger um den Hals, dennoch lässt mich die Kühle des Herbstes erschauern. Eine Schar Spatzen balgt sich um die Reste eines Butterbrots, das jemand in den Papierkorb neben der Parkbank geworfen hat. Während mein Blick das Treiben der Tiere verfolgt, lasse ich die letzten Wochen Revue passieren.

Seit Lauras Geburt hat sich unser Alltag vollkommen verändert. Die vergangenen Monate waren nicht einfach für uns. Laura schrie fast ununterbrochen und ließ mir kaum Zeit, Atem zu schöpfen. Sie zu stillen war unmöglich. Sobald ich sie anlegte, versteifte sich ihr kleiner Körper. Ich machte mir zunehmend größere Sorgen. Gab ich ihr das Fläschchen, dauerte es nicht lange, bis sie zu spucken begann. Das Schlucken fiel ihr sichtbar schwer und sie sabberte pausenlos. An Schlaf war nicht zu denken, denn Laura fand keine Ruhe. Sie zappelte in ihrem Bettchen. Nickte sie endlich ein, schreckte sie schon bald darauf erneut aus dem Schlaf.

Ich war übermüdet und auch Harald schien am Ende seiner Kräfte angelangt.

Anfangs gab er sich große Mühe, mich zu unterstützen. Er war der Meinung, ich bräuchte nach dem Kaiserschnitt Ruhe und Zeit, mich zu erholen. Seine Hilfe lehnte ich rigoros ab. Vielleicht war das mein Fehler. Unbewusst schloss ich Harald aus. Wie besessen war ich von der Idee, eine perfekte Mutter sein zu müssen. Meine ganze Aufmerksamkeit gehörte Laura. Um sie kreiste mein Tagesablauf, dabei vergaß ich Harald fast völlig. Ich bemerkte nicht, wie er sich immer mehr zurückzog. Seine Unzufriedenheit nahm zu. Er vertiefte sich immer mehr in seine Arbeit, kam abends spät nach Hause, war müde und kraftlos. Oft machte ich ihm deswegen Vorwürfe.

„Weißt du eigentlich, was du willst?“, fragte er mich dann, „Entscheide dich mal und lass mich dir helfen!“
„Du willst mir helfen?“, höhnte ich, „wie denn, wenn du nie da bist?“
„Schau doch, wie du aussiehst. Du vernachlässigst nicht nur mich, sondern auch dich selbst. Über die Wohnung will ich gar keine Worte verlieren.“
„Ach lass mich doch in Ruhe!“, fauchte ich zurück. Unsere Streitereien endeten immer öfter damit, dass Harald die Wohnung verließ.
Wir sprachen kaum noch miteinander und falls doch, ging es immer nur um Laura.
„Laura, Laura, Laura! Hast du auch nur einmal darüber nachgedacht, wie es mir geht?“, brüllte er bei unserem Streit vor ein paar Stunden. „Denkst du, wir können auf Dauer so weitermachen?“ Er drehte mir den Rücken zu. „Dann hau doch ab!“, schrie ich ihm hinterher. Für einen Moment herrschte Stille.

Die vorgeschriebenen Vorsorgeuntersuchungen hatte ich mit Laura wahrgenommen. Ich beschrieb dem Kinderarzt Lauras Tagesablauf und ihre Unruhe, fragte ihn nach möglichen Ursachen für ihre Schreiattacken und die sich abzeichnende Nahrungsunverträglichkeit.
„Bedenken Sie“, sagte er, „so ein Kaiserschnitt ist für einen Säugling ein traumatisches Erlebnis. Es braucht seine Zeit, bis er sich eingewöhnt hat. Sie müssen Geduld haben!“ Als der Kinderarzt bei der nächsten Untersuchung eine leichte Asymmetrie der Gesäßfalten feststellte, beschwichtigte er mich: „Das verwächst sich, kein Grund zur Besorgnis!“
Lauras Zustand besserte sich nicht. Meine Nerven lagen blank. Verzweifelt suchte ich nun selbst nach Alternativen, um meinem Kind zu helfen.
Vor einigen Tagen gab mir meine Freundin Sabine den Rat, eine Chiropraxis aufzusuchen.

„Vielleicht kann man dir dort helfen."
„Wie kommst du darauf?", fragte ich. „Was kann ein Chiropraktiker, was ein Kinderarzt nicht kann?" Bis zu diesem Zeitpunkt hatte ich lediglich eine vage Vorstellung vom Betätigungsfeld des Chiropraktikers. Das Einzige, was mir spontan dazu einfiel: Es handelt sich um eine Form der Alternativmedizin.

Sabine gab mir eine kleine Broschüre, deren Inhalt allgemeine Informationen zur sanften Chiropraktik enthielt. Ich las, dass bereits Säuglinge von Chiropraktikern untersucht und erfolgreich behandelt werden können. Ich suchte also weiter nach Literatur und nutzte jede nur erdenkliche Quelle. Aus der Stadtbibliothek besorgte ich mir ein Buch über alternative Medizin und fand dort einen Abschnitt, in dem Symptome im Zusammenhang mit Kaiserschnittentbindungen beschrieben wurden, wie ich sie von Laura kannte. Der Fachbegriff KISS-Syndrom tauchte in einem der Leseabschnitte auf. Nie zuvor hatte ich davon gehört. In aller Ausführlichkeit wurde auf entsprechende Krankheitssymptome aufmerksam gemacht, deren Ursache ebenfalls in einer Fehlstellung einzelner Halswirbel begründet liegen könnte. Auch die von unserem Kinderarzt diagnostizierte Asymmetrie von Lauras Pofalten wurde als Hinweis auf das KISS-Syndrom genannt. Erläuternd merkten die Autoren des Fachbuches an, dass in der Allgemeinmedizin häufig Anzeichen der Krankheit in ihrer Gesamtheit unerkannt bleiben, während die Chiropraktik speziell auf diesem Gebiet ganz gezielt Ursachen erkennt und sanft behebt. In einem abschließenden Querverweis wurde der Besuch einer Chiropraxis empfohlen. Noch war ich nicht überzeugt davon, dass ein Chiropraktiker Laura helfen könnte. Am Ende der Lektüre stieß ich auf einen Hinweis zu weiteren Informationen im Internet. Unter *www.chiropraktik-bund.de,* so stand dort, würde ich noch umfassendere Informationen finden. In den folgenden Tagen nutzte ich jede freie Minute, um mich mit der

Thematik auseinander zu setzen.

Mein Entschluss stand nun fest und Harald hatte mit seiner heutigen Reaktion erheblich dazu beigetragen.
Zwar versprach ich mir keine Wunder, doch einen Versuch war es wert.

Die Straßenbeleuchtung ist bereits angeschaltet worden, mir ist kalt. Laura hat in der letzten halben Stunde ein wenig Ruhe gefunden und sieht mich gut gelaunt an. Es wird Zeit für uns. Entschlossen erhebe ich mich von der Parkbank und mache mich mit ihr auf den Heimweg.

Vorsorgen von Anfang an

Ein Baby kommt im Idealfall vollkommen gesund zur Welt. Während der Geburt, besonders im Geburtskanal, ist der Körper des Säuglings extremen Belastungen ausgesetzt. Schon hier kann es zu ersten Verschiebungen der Schädelknochen oder Verletzungen des Bewegungsapparats kommen.

Vielleicht haben auch Sie schon einmal von einem Kind gehört, das während der Geburt eine Schlüsselbeinfraktur erlitten hat oder dessen Kopf in den ersten Lebenstagen deformiert war. Die Fraktur wird entsprechend behandelt und geheilt, die Schädelknochen schieben sich von selbst wieder in die richtige Lage und bald schon sieht das Kind „normal“ aus.

Manchmal jedoch wird der Regenerationsprozess gestört oder nicht abgeschlossen, sodass minimale, nach außen nicht sichtbare Verschiebungen im Schädelgewölbe zurückbleiben, die Gesundheit und Wohlbefinden des Säuglings zum Teil empfindlich beeinträchtigen können.

Das Kind schreit viel, ist äußerst schreckhaft und fühlt sich wohler, wenn es getragen wird. Es kann zu Störungen bei der Nahrungsaufnahme kommen, Schwierigkeiten beim Saugen und Schlucken und zu erheblichen Schlafproblemen (kurze, störanfällige Schlafphasen).

Der Bund deutscher Chiropraktiker empfiehlt deshalb regelmäßige chiropraktische Vorsorgeuntersuchungen (und ggf. Behandlung) von Geburt an.

Alter	**Termine im Jahr**
Geburt bis 1 Jahr	*6 x*
1 bis 6 Jahre	*4 x*
6 bis 12 Jahre	*4 x*
12 bis 18 Jahre	*6 x*

„Chiropraktiker justieren Subluxationen,
nehmen Druck von den Nerven weg,
so dass diese ihre Funktion auf normale Weise erfüllen können.
Das Angeborene sorgt für den Rest.“

(B. J. PALMER, D. C.)

Steffi Beckmann

Elternstammtisch

Helene rief an. „Vergiss nicht, heute Abend ist Elternstammtisch“, schnatterte sie sofort los.
„Gut, dass du mich erinnerst! Den Termin hatte ich völlig vergessen.“
„Na, wozu hast du mich denn?“, säuselte sie. „Übrigens, hast du schon gehört? Der Kleine von den Koschinskys ist im Unterricht wieder total ausgeflippt. Das müsste meiner sein!“ Natürlich hatte ich davon gehört, Luisa hatte mir davon erzählt, als sie aus der Schule kam.

Die Koschinskys waren erst vor wenigen Wochen in unsere Gegend gezogen. Bis vor ein paar Tagen wusste ich nicht viel über Max und bedauerte seine Eltern, vor allem die Mutter. Wenn ich sie im Supermarkt traf, schien sie immer müde und abgespannt. Gehetzt packte sie ihre Einkäufe in den Wagen, zog den Jungen ständig mit sich herum, während seine zweijährige Schwester im Kindersitz zappelte und vor Ungeduld schrie. Meist tat Frau Koschinsky so, als sähe sie mich nicht. Sprach ich sie an, hatte ich das Gefühl, sie konnte sich nicht auf mich konzentrieren, aus Angst, Max könnte irgendeinen Blödsinn anstellen.

„Also dann, Helene, bis heute Abend, ich freu mich“, heuchelte ich. Der monatliche Elternstammtisch passte ganz und gar nicht in mein Konzept. Ich hatte mich auf einen ruhigen Abend gefreut.
„Tschüssle, bis heute Abend!“, klang es vom anderen Ende der Leitung. Froh, dass Helene den kleinen Koschinsky und sein Verhalten nun nicht weiter thematisieren wollte, legte ich auf.
Ich mochte den Kleinen. Er war ein pfiffiges Kerlchen, freundlich und immer gut gelaunt. Gerade in den letzten Wochen hatte ich gehört,

wie sich die anderen Mütter hinter vorgehaltener Hand über den Jungen unterhielten.
„Ein unmögliches Kind! Der Bengel geht über Tisch und Bänke!", "Dass die Eltern nichts dagegen unternehmen, der Junge ist doch unberechenbar!"
Die Klassenlehrerin unserer Kinder schien auch keinen Rat zu wissen.
Vor einem Monat, bei der Elternratssitzung, hatte man Max zum *„Thema des Abends"* erklärt. Einige Mütter hatten sich über sein ruppiges Verhalten beklagt und sich besorgt gezeigt, das Verhalten des Jungen könne die Qualität des Unterrichts beeinträchtigen.
Versuche der Klassenlehrerin, die Eltern zu beschwichtigen, blieben erfolglos.
„Wenn Sie die Eltern nicht dazu bringen, den Jungen in eine Sonderschule zu schicken, dann sorgen wir dafür!" Herrn Walters Bassstimme duldete keinen Widerspruch. Er sprach aus, was die anderen Eltern nur dachten.
Ich beschloss, die nächste Gelegenheit zu nutzen, um das Gespräch mit Frau Koschinsky zu suchen.
Einige Tage nach der Elternratssitzung kam unsere Tochter mit Max im Schlepptau nach Hause.
„Mama, dürfen wir in meinem Zimmer spielen? Max hat auch ein Meerschweinchen, genau wie ich. Wir wollen sie verheiraten!"
Freudestrahlend streckte mir Max sein schwarzes Rosettenmeerschwein entgegen.
„Wäre es nicht besser, ihr würdet eure Meerschweinchen erst einmal miteinander bekannt machen?", schlug ich vor. „Och, die kennen sich doch schon längst", plapperte Luisa los. „Wir haben doch schon Fotos getauscht, der Max und ich. So, wie Tante Theresa das immer macht. In jeden Brief, den sie beantwortet, steckt sie ein Foto von sich. Und als ich sie gefragt habe, warum sie das tut, hat sie gesagt, das muss man so machen, wenn man heiraten will."

Ich hatte Mühe, ernst zu bleiben.
„Also schön, kommt rein! Wir werden ja sehen, ob eure Tiere einander gefallen." Jubelnd rannten Max und Luisa an mir vorbei und stürmten die Treppe zum Kinderzimmer nach oben. Ich ging zurück in die Küche. Ab und an hörte ich die Kinder kichern. Ich musste mir keine Sorgen machen. Als es einen längeren Zeitraum verdächtig still blieb, schlich ich nach oben und öffnete leise die Tür. Verblüfft blieb ich im Türrahmen stehen.
„Das macht man so!", hörte ich Max sagen, während er auf dem Rücken lag und sein rechtes Knie mit beiden Händen zu sich heranzog. „Du musst ein bisschen warten, sonst wirkt es nicht!", erklärte der kleine Kerl wichtig, während Luisa es ihm gleich tat.
„Jetzt kannst du loslassen und dein Bein ausstrecken!", tönte Max. „Und dann machen wir das noch mal."
Ich staunte und blieb ganz still in der Tür stehen.
„Nimm jetzt dein anderes Bein! Und dann machst du es genau wie eben!"
Luisa gehorchte. Die Kinder lagen nebeneinander auf dem Teppichboden und übten konzentriert. Sie bemerkten mich überhaupt nicht.
„Jetzt müssen wir uns hinknien!", hörte ich Max sagen. „Wir machen einen Buckel wie die Katzen. Du musst deinen Kopf nach unten halten!" Luisa hatte Spaß an dieser Übung. Sie miaute wie eine junge Katze, fauchte und kicherte. „Sei nicht so albern! Das ist doch kein Spaß!" Max' Kinderstimme klang nun sehr energisch. „Jetzt musst du deinen Rücken durchdrücken wie ein Hängebauchschwein ...!" Bevor der Junge zu Ende gesprochen hatte, kugelte sich Luisa vor Lachen auf dem Teppichboden. „Ha, ha, ha", gluckste sie, „... ein Hängebauchschwein ..." Sie rollte sich auf den Bauch und sah Max an. „Die kenne ich, die habe ich letztens im Zoo gesehen!", erklärte sie.
Max drehte sich ebenfalls auf den Bauch und schaute Luisa direkt in die Augen. „Das ist aber so", meinte er wichtig „ich habe das gelernt.

Wenn ich die Übungen ein paar Mal am Tag mache, geht es meinem Rücken besser. Das ist nämlich gesund!"

Leise schloss ich die Tür und ging wieder hinunter in die Küche.

Einige Zeit später läutete die Türglocke. Frau Koschinsky wollte ihren Sohn abholen.

„Kommen Sie doch herein!", forderte ich sie auf, „Die Kinder spielen oben, wir könnten eine Tasse Kaffee trinken." Sie lächelte und folgte mir in die Küche. „Ich hoffe, Max hat keine Umstände gemacht", begann sie das Gespräch. „Nein, ganz im Gegenteil. Die beiden haben wirklich nett miteinander gespielt."

„Wissen Sie, Max ist mit seinem Verhalten bereits im Kindergarten unangenehm aufgefallen." Verlegen zupfte sie die Tischdecke zurecht. Frau Koschinsky begann zu erzählen. „Seit er eingeschult wurde, ist es schlimmer geworden mit ihm. Wir haben schon verschiedene Ärzte konsultiert, ohne Erfolg. Die Schulpsychologin und die Mitarbeiterinnen der Elternberatungsstelle sind auch ratlos." Frau Koschinsky berichtete von den vielen Untersuchungen und Therapiegesprächen, den Medikamenten, die Max einnehmen musste, nur damit er ruhiger wurde. Aus ihren Worten klang die Angst, dass man Max in eine Sonderschule abschieben würde, weil er kaum noch zu bändigen war. Ich hatte das Gefühl, es tat ihr gut, darüber zu sprechen.

„Noch einen Kaffee?"

„Oh, ja gern. Dann muss ich aber los. Die Kleine ist bei meiner Mutter, wir müssen sie noch abholen."

Ich erzählte ihr von der Szene im Kinderzimmer. Frau Koschinsky lächelte.

„Ach ja, das freut mich. Max nimmt diese Übungen sehr ernst. Sie scheinen ihm tatsächlich gut zu tun", sagte sie, während ich ihr frischen Kaffee in die Tasse goss. „Die Schulpsychologin hat uns einen Chiropraktiker empfohlen. Er nimmt sich viel Zeit für den Jungen."

„Das ist gut, kaum einer der Ärzte hat heutzutage noch Zeit für seine

Patienten", warf ich ein. Sie nickte. „Er meint, es könnte einen Zusammenhang geben zwischen Max' psychischer Situation und seiner Wirbelsäule."

„Interessant, ich erinnere mich, letztens in der Elternzeitschrift einen Artikel darüber gelesen zu haben."

„Ich war zuerst auch etwas skeptisch", sagte Frau Koschinsky. „Bei der Auswertung der Röntgenaufnahmen stellte sich heraus, dass der erste Halswirbel nicht richtig positioniert ist."

„Dann hat sich die Vermutung also bestätigt?"

„Ja, der Chiropraktiker hat die Fehlstellung inzwischen behoben. Und langsam geht es Max ein bisschen besser. Wir müssen Geduld haben."

Gerade hatte Frau Koschinsky ihren Satz beendet, als auch schon die Kinder in die Küche stürmten.

„Mama, wir haben die Meerschweinchen nicht verheiratet, das machen wir morgen!", rief Max, „Aber ich habe mit Luisa geturnt, damit ihr Rücken gar nicht erst so krank wird wie meiner."

„Das ist prima, Max!", lobte seine Mutter. „Jetzt komm, wir müssen los, deine Schwester wartet bei Oma auf uns." Luisa begleitete die beiden hinaus.

Der Elternstammtisch verlief wie erwartet. In lockerer Runde saßen wir zusammen und unterhielten uns über die anstehende Klassenfahrt unserer Kinder. Als das Gespräch auf Max kam, ergriff Helene sofort das Wort. Sie fasste den Inhalt der letzten Elternratssitzung kurz zusammen und endete mit den Sätzen: „Es wäre unverantwortlich, den kleinen Koschinsky mit auf die Klassenfahrt zu nehmen. Ich bin dafür, ihn auszuschließen!" Einige Eltern nickten zustimmend, ich sah Helene entrüstet an.

„Vielleicht sprichst du einfach mal mit der Mutter von Max, bevor du hier herumposaunst", entgegnete ich wütend. Es wurde still am Tisch.

Für mich war der Elternstammtisch beendet. Ich stand auf, zahlte und ging nach Hause.

„Chiropraktiker korrigieren Abnormalitäten im Intellekt genauso wie die des Körpers."

(D. D. PALMER, D. C.)

Hyperaktivität und Chiropraktik

Neigt ein Kind zu häufigen Infektionen, insbesondere der Ohren und Atemwege, atmet es ständig mit offenem Mund oder „läuft" seine Nase das ganze Jahr über, könnten mikrofeine Verschiebungen der Schädelnähte oder Subluxationen der Wirbelsäule die Ursache sein, hervorgerufen durch Geburtstraumata oder (oft unscheinbare) Verletzungen des Bewegungsapparats. Sie führen zu Irritationen der Nervenreize und schwächen das Immunsystem. Der so genannte Vertebrale Subluxations-Komplex kann auch Konzentrationsschwäche, Hyperaktivität und Lernschwierigkeiten nach sich ziehen, die ihrerseits wiederum häufig psychische Probleme für das betroffene Kind mit sich bringen.
Durch das Senden sanfter Impulse an das Gehirn, beeinflusst Chiropraktik risikolos, schonend und drogenfrei das gesamte Nervensystem.
Bei einer lernpsychologischen Studie der A&M International University,Texas, wurden 24 Kinder, die am „Aufmerksamkeit-Defizit-Syndrom" (ADS) litten, getestet. Eine Gruppe wurde ausschließlich medikamentös, die zweite ausschließlich chiropraktisch behandelt. Das Ergebnis war verblüffend: Die Kinder, die einer rein chiropraktischen Therapie unterzogen worden waren, zeigten stärkere, messbare Zeichen der Besserung, sowohl im kognitiven als auch im emotionalen Bereich.

Leidet Ihr Kind an ADS,
stellen Sie es einem Chiropraktiker vor!

Steffi Beckmann

Die Hexe von Lemgo

„Verbrennt sie! Brennen soll sie, die Hexe!" Johlend und grölend standen die lumpigen Gestalten dicht gedrängt auf dem Marktplatz zu Lemgo. Etwas abseits, auf einer aus rohen Balken gezimmerten Tribüne, machten es sich die Honoratioren der Stadt bequem. Gott gefällig hielt der Bürgermeister seine wulstigen Finger über dem feisten Leib ineinander verschlungen. Seine Gemahlin hatte sich eigens für den heutigen Tag eine neue Robe schneidern lassen. Sie spannte etwas über ihrer üppigen Brust.
Der Scharfrichter schickte sich an, das Urteil zu verkünden. Seine Worte wurden durch den dumpfen Schlag der Trommel untermalt. „… verkündet und vom hohen Rate zu Lemgo beschlossen … das Feuer soll die Hexe vom Leben zum Tode befördern, auf dass sie niemandem mehr Schaden zufü gen könnte …" Ein fauliger Kohlkopf flog in Richtung des Scheiterhaufens. „Verbrennt sie doch endlich!", klang es aus dem zahnlosen Mund der Werferin. Drohend schüttelte sie ihre Fäuste in Richtung der Verurteilten. Die Menschenmenge wurde ungeduldig. Auf dem hölzernen Podest, das von Holzscheiten umgeben war, stand eine junge Maid. Ihr gewelltes, feuerrotes Haar hing wirr an ihrem Kopf herunter. Ein langes Hemd aus grobem Stoff hüllte den mageren Körper notdürftig ein. Barfuß und von zahllosen Schlägen gezeichnet, sah sie ihrem Ende entgegen …

Voller Erwartung hingen die Viertklässler an meinen Lippen. „Und dann? Was ist dann passiert?", wollte Vanessa wissen. „Wurde sie tatsächlich verbrannt?" Ich nickte und sah in die
Runde. „Es gibt doch gar keine Hexen!", meldete sich Patrick aus der hintersten Reihe.

„In der Zeit des Mittelalters", erklärte ich, „fielen viele Menschen der Hexenverfolgung zum Opfer und wurden gequält, meist anschließend verbrannt oder ertränkt."
„Warum?", erklang eine leise Stimme aus der hintersten Reihe.
„Warum? Eine gute Frage. Manchmal nur deshalb, weil sie von Nachbarn verleumdet oder angezeigt wurden. Teilweise aus Bosheit, oft, weil sie einfach nur anders waren."
„Wie, anders?", fragte Bettina.
„Damals wussten nur wenige Menschen etwas über Medizin. Ärzte, wie wir sie heute kennen, gab es überhaupt nicht. Die reichen Leute hielten sich einen Leibarzt, die Armen erhielten selten Hilfe. Aber es lebten Menschen, die sich mit Heilkräutern beschäftigten, ihnen war genau bekannt, welches Kraut man gegen welche Krankheit einsetzen kann", antwortete ich. „In alten Dokumenten kann man nachlesen, dass es schon in dieser Zeit Männer und Frauen gab, die auf Grund von Überlieferungen und ihrer Erfahrungen heilen konnten."
„Das ist doch prima!", rief Frank, „dann waren das doch die ersten Ärzte!"
„In gewisser Weise könnte man es so ausdrücken. Aber, weil kaum ein Mensch lesen und schreiben konnte, und weil es auch keine Schulen gab, so wie heute, machte den Menschen all das, was sie nicht verstanden, Angst.
„Warum wurde die Frau als Hexe verbrannt?", wollte Vanessa wissen.
Ich blätterte eine Seite meines Buches um und las weiter …
Der Maid wird vorgeworfen, sie habe durch Handauflegen bei Vollmond den Müller zu Lemgo derart behext, dass er, obwohl er seit Monaten kaum mehr gerade gehen konnte, nach der Handauflegung wieder aufrecht ging. Weiterhin hat die Maid der alten Großmutter des Hufschmiedes durch bloße Berührung des Nackens dazu verholfen, dass sie, die seit Jahren taub gewesen, plötzlich alle Töne der Natur wieder hören konnte.

Auch den ehrwürdigen Pfarrer hat die Maid verhext. Sie habe in finsterer Nacht im Hause des Pfarrers mit dem Satan gemeinsam den Rücken des Herrn Pfarrers derart malträtiert, dass dieser ohnmächtig vor Schmerz zu Boden stürzte. Als sein Weib ihn aus der Ohnmacht erweckte - durch einen Guss kalten Wassers - war die zeitweilige Lähmung seines rechten Armes geheilt …

„Die waren aber doof früher, die hätten doch froh sein können, wenn die Maid ihnen geholfen hat!“, rief Patrick aufgebracht in den Raum.
„Das ist wohl wahr“, antwortete ich, „aber leider sind die Menschen damals nicht schlau genug gewesen, um dies zu erkennen.“
„Meine Mutti macht die Menschen auch wieder gesund mit ihren Händen“, klang es zaghaft aus Maikes Mund. Ruckartig drehten alle Schüler ihre Köpfe in Maikes Richtung. Bevor ich etwas sagen konnte, rief Maike auch schon: „Aber meine Mutti ist keine Hexe! Sie ist eine Chiropraktikerin!“
„Was iss’n das?“, raunte es aus einer Ecke des Klassenzimmers.
Ich ermunterte Maike dazu, nach vorn zu kommen und der Klasse zu erzählen, was sie über den Beruf ihrer Mutter wusste. Schüchtern kam die Kleine meiner Bitte nach. Sie war erst vor drei Wochen in die Klasse gekommen und tat sich sichtlich schwer, nun vor den Kindern zu stehen und von ihren Eltern und deren Beruf zu erzählen.
„Meine Mutti arbeitet mit Papa in der Gemeinschaftspraxis. Da hängen viele Bilder von unserer Wirbelsäule. Viele Leute kommen zu Mutti und Vati und lassen sich von ihnen behandeln. Manche haben Kopfschmerzen, manchen tut der Rücken weh und andere können nicht schlafen, weil es in ihren Ohren summt.“ Eifrig erklärte Maike der Klasse, was sie über die Arbeit ihrer Eltern wusste. Die Kinder hörten aufmerksam zu.
„Kommen denn auch Kinder zu euch?“, wollte Darius wissen. „Klar, sogar ganz kleine Babys!“

„Und was machen deine Eltern dann? Können die zaubern? Vielleicht steht ja ein Hexenbesen in eurer Garage!", tönte Patrick vorwitzig. „Pha, du hast ja keinen Schimmer!", verteidigte Maike ihre Eltern.

Das Läuten der Pausenglocke beendete den Unterricht. Bevor die Kinder das Klassenzimmer verließen, machte ich ihnen den Vorschlag, in den nächsten Tagen Maikes Eltern zu uns einzuladen, damit wir noch mehr über ihre Arbeit mit den Händen erfahren könnten.
Ich nahm Kontakt zu Maikes Eltern auf, machte sie mit meinem Vorhaben bekannt und hoffte auf ihre Unterstützung. „Selbstverständlich komme ich gern", lautete die spontane Zusage der Mutter. Zwei Wochen später war es so weit. Wir versammelten uns in der Turnhalle. Die Kinder hatten ihre Schuhe ausgezogen und auf den lose verteilten Matten Platz genommen. Alle waren neugierig auf Maikes Mutter. Als die Tür zur Halle aufging, verstummte das Gemurmel der Kinder. „Uiii, sie ist vielleicht doch eine Hexe!", entfuhr es Patrick, als er Maikes Mutter sah. Die anderen Kinder hielten den Atem an und musterten Frau van Dreesen, eine schlanke Person mit feuerrotem, wallendem Haar!
Maikes Mutter kam auf uns zu, begrüßte die Kinder und mich und nahm auf einer der ausgelegten Matten Platz.
„Na!", rief sie augenzwinkernd, „Ich habe gehört, ihr möchtet wissen, wie ich mit meinen Händen die Menschen gesund machen kann?" Einige Schüler nickten schüchtern. Ganz zwanglos begann Frau van Dreesen nun zu erzählen, wie ein Arbeitstag bei ihr aussah. Mit der Zeit überwanden die Kinder ihre anfängliche Scheu und stellten interessierte Fragen. Maikes Mutter antwortete geduldig und kindgerecht. Nach einer halben Stunde wollte Frau van Dreesen wissen, wer von den Kindern denn einen Computer zu Hause hatte. Fast gleichzeitig flogen die Arme vieler Kinder in die Luft. „Und wer von euch mag denn am liebsten vor dem Fernseher sitzen?", fragte sie weiter. Wieder

gingen zahllose Finger nach oben.
„Wer geht denn gern Rad fahren oder schwimmen?" Nur drei der Schüler meldeten sich jetzt.
„Und wer mag gern Hamburger und Cola?" Nun hoben alle ihre Hände. Frau van Dreesen erklärte den Kindern, wie wichtig es ist, sich ausreichend zu bewegen, gesund zu essen und nicht stundenlang vor dem Fernseher zu sitzen. Dann hob sie einen Schulranzen in die Luft. Als Frau van Dreesen erzählte, wie schädlich ein Schulranzen für die Wirbelsäule der Schulkinder sein kann, wenn er zu schwer ist, tönte Patrick naseweis dazwischen: „Mein Papa sagt auch immer, dass das Wissen zu schwer für mich ist!" Die Kinder kicherten.
„Da hat dein Papa gar nicht mal so Unrecht", erklärte Maikes Mutter. „So lange ihr noch wachst, ist es ganz wichtig, dass ihr auf euren Rücken aufpasst. Sonst kann es passieren, dass ihr später einmal schlimme Rückenschmerzen bekommt. Damit das aber nicht geschieht, zeige ich euch nun noch einige Übungen, die eurem Rücken gut tun!"

Die verbleibende Zeit dieser außergewöhnlichen Unterrichtsstunde verbrachten die Kinder damit, drei einfache Übungen zur Stärkung der Rückenmuskulatur zu erlernen.
Am Ende der Stunde bekam jedes Kind einen Handzettel, auf dem die Übungen genau beschrieben und durch Bilder verdeutlicht waren.
„Wenn ihr gut für euren Rücken sorgen wollt, dann könnt ihr diese Übungen jeden Abend wiederholen", riet Frau van Dreesen. Dann verabschiedete sie sich und verließ unter dem Beifall der Kinder die Turnhalle.
„Deine Mutti ist aber eine moderne Hexe!", tönte Patrick in Maikes Richtung.
„Spinner!" Maike tippte sich flüchtig an die Stirn und drehte sich zu Vanessa um, die ihr den Arm um die Schulter gelegt hatte.
„Lass den doch reden, der ist doof", tröstete Vanessa, „deine Mutti ist

echt cool. Und die Haare sehen total klasse aus!"
Ich nahm die ungewöhnliche Unterrichtsstunde zum Anlass und bat Frau van Dreesen, beim nächsten Elternabend das Wort an die Eltern meiner Schüler zu richten, um mit ihnen gemeinsam ein Konzept zur Gesunderhaltung der Wirbelsäule zu entwickeln.

Wo gehobelt wird, da fallen Späne …

Außerhalb der Ferienzeit prägen sie das morgendliche Stadtbild: große, schwere Schulranzen mit Köpfen und Beinen. Die Mehrheit der Grundschüler trägt eine Last auf dem Rücken, die das empfohlene Gesamtgewicht von 10% des Körpergewichts deutlich überschreitet. Fehl- und Überbelastungen der Wirbelsäule und des Bewegungsapparats sind die Folge.

Tipp: Achten Sie darauf, dass Ihr Kind nur Bücher, Hefte und Arbeitsmaterialien in den Ranzen packt, die an diesem Tag in der Schule gebraucht werden!

Kinder haben von Natur aus einen Drang zur Bewegung. Ungestüm toben sie auf Spiel- und Sportplätzen, fahren Fahrrad, Inline-Skates oder Skateboard - oder sitzen zu Hause vor Fernsehapparat, Spielekonsolen und Computer. Die einen haben ein höheres Verletzungsrisiko, die anderen die Gewissheit, dass Übergewicht und Haltungsschäden ihnen früher oder später das Leben schwer machen werden.

Tipp: Wenn Ihr Kind zu viel sitzt, sorgen Sie für ausreichend ausgleichende Bewegung! [2]Vielleicht gestalten Sie gemeinsame Gymnastikstunden oder gehen regelmäßig mit Ihrem Kind zum Schwimmen?

Wo gehobelt wird, da fallen Späne … und wo getobt wird, kommt es zu Verletzungen.

---

[2] s.a.: Anhang: „Was tun bei Rückenschmerzen?"

Der Bewegungsapparat ist besonders bei Kindern und Jugendlichen noch ausgesprochen anpassungsfähig. Eine leichte Verletzung am Fuß, Bein oder gar der Wirbelsäule kompensiert der Körper durch eine Schiefstellung des Beckens, bis die Verletzung verheilt und wieder „alles in Ordnung" ist. Mögliche Folge ist jedoch ein dauerhaft fehlgestelltes Becken, das eine (minimale) Beinverkürzung nach sich zieht und auf lange Sicht die Ursache unterschiedlichster Beschwerden bilden kann.
Der verstauchte Knöchel von heute ist vielleicht die Migräne von morgen.

Tipp: Stellen Sie Ihr Kind auch nach vermeintlich kleinen Verletzungen des Bewegungsapparats einem Chiropraktiker vor!

Gabriele Kern

Endlich ist Leben!

Marie vernähte den Faden, schnitt den überstehenden Rest mit der Schere ab und betrachtete ihr Werk. Drei akkurat gebundene Schleifen zierten das rote Kissen, in das sie ihren Herzenswunsch eingearbeitet hatte. Vorsichtig träufelte sie ein paar Tropfen Rosenöl auf die Näharbeit. *Robert wird es lieben*, dachte sie. Sie schloss die Augen, atmete den Duft, der dem Kissen entströmte, und formulierte in Gedanken noch einmal ihren Wunsch.

„Genug geträumt", rief sie sich zur Ordnung, öffnete die Augen und erhob sich aus dem Sessel. Das Kissen drapierte sie unauffällig zwischen den Zierkissen auf dem Ehebett. In der Diele warf sie einen prüfenden Blick in den Garderobenspiegel. Neue Fältchen hatten sich um ihre Augen gebildet, den bitteren Zug um ihre Lippen konnte auch das aufgesetzte Lächeln nicht verbergen und die silbernen Fäden im hellbraunen Haar waren nicht mehr zu übersehen. *Aber jetzt wird bald alles gut,* dachte Marie und beobachtete überrascht, wie ihre Augen den Glanz des blauen Mondsteins annahmen, den sie in ihrer Hosentasche verwahrte. Heute würde sie ihn über Nacht auf die Fensterbank legen, um ihm durch das Licht des Vollmonds seine Energie zurückzugeben. Robert ahnte nichts von diesem „Hokuspokus", wie er alles Esoterische nannte und Marie brannte nicht darauf, ihn einzuweihen. Ehrlicherweise hätte sie dann zugeben müssen, dass ihr selbst nicht ganz wohl dabei war. Aber alle „normalen" Möglichkeiten hatten sie ausprobiert. Geholfen hatten sie nicht.

„Der Zweck heiligt die Mittel", sagte Marie, lächelte sich noch einmal im Spiegel zu und ging zurück ins Wohnzimmer, um auf Roberts Rückkehr zu warten.

Nähe aus rotem Stoff ein kleines Kissen. Konzentriere dich dabei auf deinen Wunsch. Gib Dinkelkörner, Kamille, Johanniskraut und Pfefferminze hinein, bevor du es verschließt. Nimm drei Seidenbänder: ein rotes, ein schwarzes und ein weißes, binde sie zu schönen Schleifen und nähe sie auf das Kissen. Dann träufele Rosenöl darauf.

Die Anleitung lag noch auf dem Tisch. Marie bemerkte es erst, als sie hörte, wie Robert den Schlüssel in der Haustür umdrehte. Schnell griff sie nach dem Blatt und konnte es gerade noch zwischen zwei Zeitschriften verschwinden lassen, als der große, grauhaarige Mann auch schon das Wohnzimmer betrat und sie mit einem zärtlichen Kuss begrüßte.

„Wie war dein Tag, Schatz?", fragte er und fügte nach einem Blick in ihre Augen hinzu: „Du strahlst ja so. Hast du etwas Schönes erlebt?"

„Nein, aber du wirst gleich etwas Schönes erleben", antwortete Marie, nahm ihn bei der Hand und führte ihn ins Schlafzimmer …

29. Mai

Ich hatte letzte Nacht einen verwirrenden Traum. Ich lief einen engen Pfad entlang. Rechts und links standen Bäume und Sträucher dicht an dicht. Kaum ein Sonnenstrahl drang durch das Blätterdach. Am Ende des Pfads strahlte ein weißes Licht. Ich hetzte ihm entgegen, immer schneller, aber je weiter ich lief, umso mehr entfernte sich das Licht von mir. Dann plötzlich spürte ich eine Hand auf meiner Schulter und eine Stimme sagte: „So wirst du nicht ankommen. Sieh dich um! Es gibt noch andere Wege." Als ich erwachte, hielt ich das rote Kissen im Arm. Ob es tatsächlich magische Kräfte besitzt?

* * *

Drei Monate waren seit dieser Nacht vergangen.

Marie kauerte in ihrem Lieblingssessel im Wohnzimmer und beobachtete das changierende Schimmern des Mondsteins im fahlen Licht des Vollmonds.

„Wir müssen uns damit abfinden", hatte Robert am Abend gesagt, als sie weinend in seinem Arm lag.

„Ich kann aber nicht!", hatte sie geschrien und sich aus der Umarmung geschält. „Ich kann nicht, und ich werde nicht!" Schlaf fand sie in dieser Nacht nicht. Sie stand auf, als sie Roberts gleichmäßiges Atmen hörte.

„Organisch steht einer Schwangerschaft nichts im Weg", hämmerte die Aussage des Gynäkologieprofessors in ihrem Kopf. „Auch die Zeugungsfähigkeit Ihres Mannes konnte im Labor nachgewiesen werden. Ich kann Ihnen nur zur Geduld raten." Fünfzehn Jahre Geduld, Hoffnung und Enttäuschungen. Die magische Unterstützung war ein letzter, verzweifelter Versuch.

Das Schimmern des Mondsteins veränderte sich. Er leuchtete aus eigener Kraft. Marie sah es genau. Sie stand auf, nahm den Stein in die Hand und zuckte zusammen, als sie die Hitze spürte, die von ihm ausging. Im nächsten Augenblick drehte sich die Welt um sie, die Mondscheibe zerfloss zu waberndem Licht. Das Zimmer veränderte sich, Marie fand sich auf dem Pfad aus ihrem Traum wieder. Ihre Beine wollten rennen und eine Stimme in ihrem Kopf flüsterte: „So wirst du nicht ankommen. Sieh dich um! Es gibt noch andere Wege." Entsetzt ließ Marie den Stein fallen. Unnatürlich dumpf schlug er auf das Parkett, rollte ein paar Zentimeter und blieb mit einem Seufzen liegen. Kaum war der Stein dem Mondlicht entzogen, endete der Zauber. Ein Zittern erfasste Maries Körper. Gerade noch konnte sie einen Sturz verhindern, indem sie ihre Nägel in die hölzerne Fensterbank krallte. Ängstlich blickte sie sich um. Ihr Wohnzimmer sah aus wie immer. Noch bevor sie sich von dem Erlebnis erholt hatte, fasste Marie einen Entschluss. Am Morgen würde sie sich den esoterischen Schnickschnack vom Hals schaffen. Hier walteten Mächte, denen sie sich nicht gewachsen fühlte. Auf Zehenspitzen schlich sie ins Schlafzimmer, zog das rote Kissen unter Roberts Bein heraus und schleuderte es in die Ecke. Noch immer zitternd schmiegte sie ihren Körper an den ihres Mannes und flüsterte: „Trotzdem wird alles gut!“

Der sanfte Druck einer Hand auf ihrer Schulter ließ sie aufschrecken. „Guten Morgen, du Murmeltier. Ich muss jetzt ins Büro.“ Roberts Stimme klang sanft wie immer.
„Entschuldige, ich habe den Wecker überhört.“
„Macht doch nichts. Du hast letzte Nacht wenig geschlafen. Gönn dir die Ruhe, ich komme auch allein zurecht und du hast schließlich noch Urlaub!“ Mit einem zärtlichen Kuss verabschiedete er sich. Kurz darauf hörte Marie den Wagen aus der Garage fahren.
Wie ein kalter Schauer jagte die Erinnerung an die vergangene Nacht durch ihr Bewusstsein. Sofort war Marie hellwach.
Nach einer heißen Dusche und frisch gebrühtem Kaffee kam ihr das Erlebte unwirklich vor, doch der Mondstein auf dem Wohnzimmerparkett bewies das Gegenteil. Marie hob ihn auf, holte das Kissen aus der Schlafzimmerecke und packte beides in eine Plastiktüte. Sie musste das Zeug loswerden! Kurze Zeit später radelte Marie durch die Straßen der Vorstadt, an Einfamilienhäusern entlang, durch die anschließende Schrebergartensiedlung, vorbei an Feldern, auf denen sich Ähren im Wind wiegten. Als der Asphaltweg in einen holprigen Pfad überging, stieg sie vom Fahrrad und schob es dem Wald entgegen. Laub raschelte unter ihren Füßen, die Strahlen der Herbstsonne erreichten den Boden nur dort, wo die Blätter den Kampf gegen den nahenden Winter schon verloren hatten. Marie kannte den Weg. Er führte zu einem kleinen See. Seit sie ihn als Ort der Ruhe für sich entdeckt hatte, war sie oft dorthin gefahren, um an seinem Ufer ungestört ihren Gedanken nachzuhängen.
Sie lehnte das Fahrrad gegen einen Baum, nahm den Plastikbeutel vom

Gepäckträger und ging weiter zu dem Felsbrocken, den sie seit Jahren zu ihrem Sitzplatz auserkoren hatte. Ein Windstoß schickte Kräusel über die Wasseroberfläche, mit verschränkten Armen, die Jacke eng um sich geschlungen, die Beine leicht angezogen, kauerte Marie auf ihrem Fels. „Seejungfrau mit Strickjacke." Bei dem Gedanken lachte sie laut auf. Sie hob die Plastiktüte vom Boden und zog das Kissen heraus. Noch einmal schnupperte sie daran, sog den Duft trockener Kräuter ein. Im Weggehen hatte sie noch das Rosenölfläschchen in die Hosentasche gesteckt. Jetzt nahm sie es heraus, öffnete es und beträufelte das Kissen ein letztes Mal mit dem ätherischen Öl. Plötzlich wurde der Wind stärker, das Zwitschern der Vögel nahm den Klang lachender Kinderstimmen an. Marie schaute sich um. Der Wind peitschte Wellen ans Ufer und unheimliches Rauschen erfüllte die Luft. Die Frau spürte einen sanften Druck auf der Schulter. Dann hörte sie die Stimme: „Sieh dich um! Es gibt noch einen anderen Weg ..."
Marie wandte den Kopf zur Seite, doch es war niemand da, der die Worte gesprochen haben konnte. „Sieh dich um!" Die Stimme entfernte sich, wurde zum Flüstern, zum Hauchen. „Es gibt noch einen anderen Weg." Eine andere Stimme mischte sich ein: „Wir müssen uns damit abfinden ... wir müssen uns damit abfinden ... wir müssen uns abfinden." Robert!
Mit aller Kraft schleuderte Marie das Kissen von sich. Für einen Moment dümpelte es auf der Wasseroberfläche, dann tauchte es langsam ab. Zuletzt verschwand die rote Seidenschleife aus Maries Sicht. Schnell griff die Frau noch einmal in die Tragetasche, nahm den Mondstein heraus und zielte auf die Stelle, an der das Kissen versunken war.
„Ich gebe auf", rief sie, „seht ihr? Ich lasse los!" Sonnenstrahlen verfolgten den Flug des Steins, dunkelblaues Leuchten begleitete ihn, bis ihn das Wasser verschluckte. Der Wind flaute ab, der See beruhigte sich und der Gesang der Vögel war nur mehr ein vielkehliges Gezwit-

scher. Ein paar Minuten lang saß sie einfach da, versuchte, die Ruhe der Natur in sich aufzunehmen. Tränen rollten über ihre Wangen. „Ich gebe auf." Das Gesicht in den Händen vergraben, ließ sie ihre Seele bluten, bis sie meinte, keine Kraft mehr zu haben. Marie blickte nicht einmal auf, als sie den vertrauten Druck auf der Schulter spürte. „Es gibt noch andere Wege, sieh dich nur um!" Erst jetzt wurde der Frau klar, wie sanft die Stimme klang, tröstlich und ermutigend zugleich. Ein warmes Gefühl der Geborgenheit vertrieb Trauer und Resignation. Marie hob den Kopf. „Ja, es gibt noch andere Wege", sagte sie laut, „und ich werde sie finden!" Sie sprang auf, holte das Fahrrad und schob es auf dem Pfad zurück zum Waldrand.

* * *

Die folgenden Monate verbrachte Marie damit, ihrem Leben neuen Schwung zu geben. Sie schloss sich einem Sportverein an, besuchte einen Spanischkurs in der Volkshochschule und ließ alte Freundschaften aufleben. Manchmal, wenn sie in der Stadt einer Frau mit Kinderwagen begegnete und der Schleier der Wehmut drohend über ihr schwebte, spürte sie den Druck auf ihrer Schulter, hörte die Stimme, fühlte sich geborgen. Nach all den Jahren voll enttäuschter Hoffnungen war Marie endlich glücklich.

28. Februar

Heute bat mich Liliane, sie in der Praxis ihres Chiropraktikers abzuholen. Als ich dort ankam, war sie noch im Behandlungsraum. Ich setzte mich ins Wartezimmer und blätterte in den Informationsbroschüren. Eine zeigte die Zusammenhänge zwischen Verschiebungen einzelner Wirbel und möglichen Krankheitsbildern. Einen Punkt fand ich besonders interessant. Wirbel 12, so war einer Tabelle zu entnehmen, hat Auswirkungen auf Dünndarm, Eileiter und das Lymphsystem und kann unter anderem Sterilität verursachen.

„Robert. Schatz, ich …" Marie zögerte. „Ich habe einen Termin bei einem Chiropraktiker vereinbart."
„Oh, stimmt etwas nicht? Hast du dich beim Sport verletzt?"
„Ja … nein, eigentlich nicht. Es ist etwas anderes …"
„Nun sag schon!"
„Er soll herausfinden, ob meine Wirbelsäule schuld ist an unserer Kinderlosigkeit."
Roberts Gesicht verfärbte sich rot. Die Adern an seinem Hals traten sichtbar hervor und seine Mundwinkel zuckten.
„Nein", stieß er hervor, „tu uns das nicht noch einmal an! Wir hatten uns doch damit abgefunden?"
„Falsch. Du hast dich damit abgefunden. Ich habe nur mitgespielt, nur das Beste draus gemacht."
„Marie, Liebes, ich wünsche mir ein Kind genauso wie du. Aber die Enttäuschungen über all diese Jahre hinweg … du wurdest immer trauriger. In der letzten Zeit hast du dich verändert, bist so lebensfroh geworden. Ich habe einfach Angst um dich. Was, wenn auch diese Hoffnung enttäuscht wird?"
„Ich weiß, dass ich Gefahr laufe, wieder ein Waterloo zu erleben – und ich bin darauf vorbereitet." Sicherheit schwang in Maries Stimme mit. „Aber einen Versuch ist es wert, findest du nicht?", fügte sie augenzwinkernd hinzu. Robert lächelte.
„Ich kann es dir sowieso nicht ausreden, stimmt's?"
„Stimmt!"
Robert küsste sie zärtlich …

5. März
Der Chiropraktiker wollte mir keine Hoffnungen machen. „Chiropraktik ist keine Hexerei", sagte er, „sie kann lediglich Impulse

setzen. Ich kann, will und werde ihnen nichts versprechen. Einverstanden?"

Auf der Untersuchungsliege, während seine Hände meinen Rücken abtasteten, spürte ich einen Druck auf der Schulter. „Geh diesen Weg", sagte die Stimme.

15. August

Der Schwangerschaftstest war positiv. Ich kann kaum schreiben, so aufgeregt bin ich! Wenn Robert doch endlich nach Hause käme! Er wird mich für verrückt halten. Ach, ich bin so glücklich. Endlich ist Leben!

„Eine Ursache muss justiert, korrigiert, behoben werden. Um zu heilen, muss man die Wirkung betrachten, etwas zum Ergebnis beitragen. Darin liegt der größte verändernde Wert der Chiropraktik: sie justiert die Ursachen, behandelt aber keine Symptome."

(B. J. PALMER, D. C.)

Folgen von Wirbelverschiebungen[3]

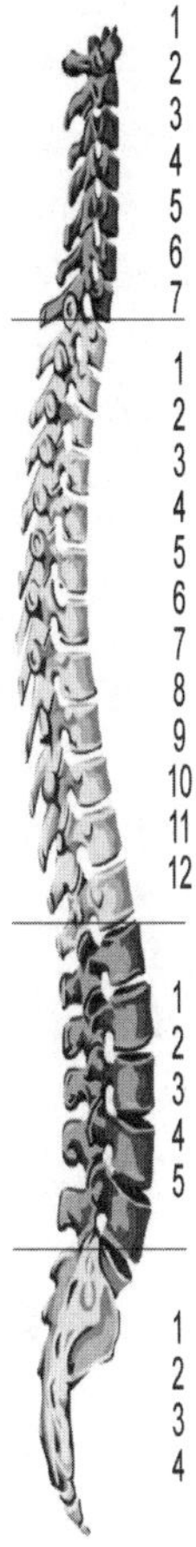

Organgebiet	***Wirbel***	***Folgen***
Blutzufuhr zum Gehirn, Inner- und Mittelohr, Hypophyse	1 zervikal	Kopfschmerzen, Schlaflosigkeit, psychische Beschwerden, hoher Blutdruck, Müdigkeit, **Schwindel**
Augen, Gehörnerven, Nebenhöhlen, Zunge	2 zervikal	Sinusitis, Allergien, Augen- und Ohrenbeschwerden
Außenohr, Zähne, Trigeminusnerv	3 zervikal	Trigeminusneuralgie, Akne
Nase, Lippen, Mund	4 zervikal	Schwerhörigkeit, Polypen
Stimmbänder, Schlund	5 zervikal	Heiserkeit, Stimmbandentzündung
Nacken, Schultern, Mandeln	6 zervikal	Schmerzen im Nacken und Oberarm, Halsmandelentzündung
Schilddrüse, Schultergelenke, Ellbogen	7 zervikal	Kropf, Tennisellbogen
Unterarme, Hände, Finger, Speise- und Luftröhre	1 thorakal	Husten, Atembeschwerden, Schmerz in Unterarmen und Händen
Herz, Herzklappen und Kranzgefäße	2 thorakal	Herzbeschwerden
Lunge, Bronchien, Brustkorb	3 thorakal	Asthma, Bronchitis
Gallenblase	4 thorakal	Gallebeschwerden, Gürtelrose
Leber, Solar Plexus, Blut	5 thorakal	Leberbeschwerden, Kreislaufstörungen, Blutarmut, Arthritis
Magen	6 thorakal	Magenbeschwerden, Sodbrennen
Bauchspeicheldrüse, Zwölffingerdarm	7 thorakal	Diabetes, Magengeschwür
Milz, Zwerchfell	8 thorakal	Immunschwäche
Nebennieren	9 thorakal	Allergien, Ekzeme
Nieren	10 thorakal	Nierenbeschwerden, Müdigkeit, Adernverkalkung
Harnwege	11 thorakal	Ekzeme, Akne
Dünndarm, Eileiter, Lymphsystem	12 thorakal	Rheumatismus, Blähungen, Sterilität
Dickdarm, Leisten	1 lumbal	Verstopfung,
Blinddarm, Leib, Oberschenkel	2 lumbal	Blinddarmentzündung, Krampfadern
Eierstöcke, Hoden, Gebärmutter, Blase, Knie	3 lumbal	Menstruationsbeschwerden, Impotenz
Prostata, Ischiasnerv	4 lumbal	Ischias, Hexenschuss
Unterschenkel, Knöchel, Füße, Zehen	5 lumbal	Schlechte Durchblutung der Beine, Wadenkrämpfe
Hüftgelenke, Gesäß	Sacrum	Beschwerden im Kreuzbein und Beckengebiet
Mastdarm, After	Coccyx	Hämorrhoiden, Steißbeinschmerzen

3 Die Abbildung stellt ein allgemeines Schema dar. Professionelle Chiropraktiker (allen voran Dr. De Jarnette, U.S.A.) verwenden weitere Tabellen und Diagnosehilfen, um Nervenstörungen zu lokalisieren.

Jede Zelle des Körpers wird von Nerven kontrolliert. Die normale Funktion dieser Nerven kann durch Verschiebungen in der Wirbelsäule gestört und die Funktion einzelner Organe dadurch beeinträchtigt werden. Es entwickeln sich Krankheitssymptome, die auf den ersten Blick nicht mit der Wirbelsäule in Verbindung gebracht werden. Diabetes aufgrund Verschiebung eines Brustwirbels? Psychische Beschwerden durch eine Fehlstellung in der Halswirbelsäule? Häufig werden in diesem Fall die Symptome behandelt, ohne nach den Ursachen zu forschen.

Chiropraktik folgt dem ganzheitlichen Ansatz, sie behandelt nicht die Symptome, sondern deren Ursachen, sofern diese im so genannten Vertebralen Subluxations-Komplex verankert sind.

Wichtig: Der Chiropraktiker nimmt sich Zeit für Ihre Krankengeschichte. Er prüft vorliegende medizinische Befunde und vorhandene Röntgenaufnahmen und führt eine körperliche Untersuchung durch, bevor er einen Behandlungsplan entwirft. Chiropraktik ist keine Zauberei! Auch ihr sind Grenzen gesetzt. Sie ist grundsätzlich kontraindiziert bei Tumor-und Rheumaerkrankungen, Osteoporose und schweren Bandscheibenvorfällen (mit erheblichen Empfindungsstörungen, Verlust der Blasen- und Darmkontrolle).

Steffi Beckmann

Der Wettkampf

"... I've had the time of my life ..." Ich liebte diesen Titel, seit ich den Film *Dirty Dancing* gesehen hatte, oder lag es an meiner heimlichen Schwärmerei für den Schauspieler Patrick Swayze?

In rasantem Tempo wirbelte ich über die Diagonale der zwölf Mal zwölf Meter großen Bodenmatte. Körperspannung, das war es, was die Kampfrichter sehen wollten.
„Konzentration!" Die alles entscheidende Übungskombination meines Kürprogramms stand bevor.
„Jetzt nur nicht ablenken lassen!", hämmerte es in meinem Schädel.
„Los!"
Die letzte Diagonale war für mich der einzig mögliche Weg zur Qualifikation. Ich musste alles riskieren, nahm Anlauf, stolperte und trat fehl. Doch ich konnte den Übungsablauf nicht mehr abbrechen und turnte den Doppel-Tsukahara gestreckt mit zweifacher Schraube. In meinem Rücken krachte es, als mein schlanker Körper auf der Matte aufschlug. Zeitgleich bohrte sich ein stechender Schmerz durch mich hindurch. Im Bereich meines Beckens hakte er sich fest. Mir wurde schwarz vor Augen und ich stürzte ins Bodenlose.

Als ich wieder zu mir kam, war die Musik längst verstummt, die Halle gefüllt vom Schweigen der Zuschauer, Kampfrichter und der anderen Teilnehmerinnen des Wettkampfs. Als säße ich in einem Kettenkarussell, drehte sich die Welt um mich. Im Zentrum der Matte liegend, den Blick zur Hallendecke gerichtet, suchte ich dort oben nach einem Fixpunkt, um dem Schwindelgefühl zu entgehen. Vom Nacken bis zum Steiß verspürte ich einen dumpfen Schmerz.

Über mir tauchten die besorgten Gesichter von Karla, meiner Trainerin, und dem Mannschaftsarzt Doktor Brandner auf. Wie durch einen Berg Watte hörte ich ihre Stimmen, die in meinen Ohren zu undeutlichen Lauten miteinander verschmolzen. Im selben Moment kam aus dem Nichts eine Hand auf mein Gesicht zu. Ich griff danach, versuchte mich daran festzuhalten und aufzurichten.
„Nichts weiter passiert. Geht schon wieder", hörte ich mich murmeln, während ich nach Atem ringend auf wackligen Beinen stand. Karla legte meinen linken Arm um ihren Nacken, um mich zu stützen. Gemeinsam verließen wir die Bodenmatte. An ihrer Seite hinkte ich dem Hallenausgang entgegen in den Mannschaftsraum.
Das Publikum löste sich aus seiner Erstarrung, ein Raunen ging durch die Reihen.
Als sich die Tür hinter uns schloss, hatte die Kürmusik der nächsten Turnerin längst begonnen. Das Wettkampffinale ging weiter.
Der Weg zum Umkleideraum schien endlos lang, jeder meiner Schritte verursachte einen stechenden Schmerz in meinem Rücken.
„Leg dich auf die Massageliege! Doktor Brandner wird sofort wieder bei dir sein." Karlas Ton duldet keinen Widerspruch. Ehe ich ihr auch nur ein Wort entgegnen konnte, war sie zur Tür hinaus.
So ein Theater, dachte ich, *ich bin doch nicht zum ersten Mal gestürzt. Schmerzen gehören nun mal dazu.*
Seit meiner ersten Trainingsstunde, damals war ich gerade vier Jahre alt, hatte man mir beigebracht, dass vor den begehrten Medaillen Schweiß, Tränen und manchmal auch Schmerzen kommen.
Seit zwölf Jahren nahm ich alle erdenklichen Entbehrungen in Kauf, warum sollte es ausgerechnet heute anders sein? Ich wollte mich lediglich einen Moment ausruhen. In spätestens zwanzig Minuten würde der nächste Gerätewechsel stattfinden und ich hatte noch zwei Wettkampfdisziplinen vor mir. Ganz sicher würde ich nach einer kurzen Verschnaufpause wieder fit sein.

„Wäre ja noch schöner, wenn ich wegen dem bisschen Knacken im Rücken den wichtigsten Wettkampf meines Lebens sausen lassen würde“, murmelte ich.
Immerhin handelt es sich nicht um eine x-beliebige Ausscheidung, sondern um die Qualifikation für die Weltmeisterschaften! Seit Monaten hatte ich für den heutigen Tag trainiert.

Ich musste für einen Augenblick eingeschlafen sein. Unterdessen hatte eine ganze Ameisenarmee Besitz von meinem rechten Arm ergriffen. Kleiner Finger und Ringfinger gehörten nicht mehr zu meiner Hand. Das Kribbeln betäubte nach und nach die Handaußenkante und die Hälfte meiner Handfläche. Langsam zog sich ein leichtes Brennen hinauf bis zum Ellenbogen. Das rechte Schultergelenk schmerzte. Ich versuchte, die Ameisen abzuschütteln.
Der Doktor stand im Türrahmen, hinter ihm drängte Karla in den Mannschaftsraum.
„Na, Jessica, wo genau tut es weh?“ Als Mannschaftsarzt betreute Brandner mich, seit ich mit dem Qualifikationstraining begonnen hatte. Kein anderer Arzt kannte meine körperliche Verfassung so genau wie er. „Nichts tut weh“, antwortete ich, „sicher nur eine Prellung.“ Ich versuchte ein Lächeln. Das Krachen meines Rückens während des Tsukaharas verschwieg ich ihm besser. „Aha“, sagte er und sah mich über seine randlosen Brillengläser hinweg an.
„Du warst einen Moment ohnmächtig nach dem Sturz, also lüg mich nicht an!“
„Tu ich ja nicht“, maulte ich.
„Folge mit den Augen meinem Zeigefinger!“, befahl der Doktor. Ich tat es.
„Setz dich aufrecht hin!“
Wenn das so weitergeht, stempelt er mich noch zum Invaliden mit seinem Getue, schoss es mir durch den Kopf. Ich biss auf meine Un-

terlippe, um nicht vor Schmerz aufzuschreien. Disziplin!
„Im Moment kann ich nichts weiter feststellen", knurrte Brandner, an Karla gewandt. „Die Ohnmacht nach dem Sturz kommt nicht von ungefähr. Wir machen Röntgenaufnahmen. Ich will sie sehen, bevor ich mich auf eine endgültige Diagnose festlege. Jessica, für dich ist der Wettkampf vorbei!"

Der Kloß in meinem Hals schnürte mir die Kehle zu. Ich versuchte, ihn hinunterzuschlucken. Das Rauschen in meinen Ohren nahm zu. Ein Gefühl, als zöge mich die tosende Brandung hinab auf den Grund des Meeres.
An diesem Tag endete meine Karriere als Erfolg versprechende Leistungssportlerin. Nicht allein Urkunden, Pokale und Medaillen erinnern mich seitdem fast täglich an diese Zeit, sondern auch die nicht enden wollenden Schmerzen in meinem Rücken.

In den folgenden fünfzehn Jahren brachte ich unzählige Aufenthalte in Reha-Kliniken hinter mich, stopfte Schmerz stillende Mittel in mich hinein, frequentierte ein Dutzend verschiedener Physiotherapeuten, ohne die geringste Besserung.
Mein derzeit behandelnder Arzt riet mir zu einer Operation an der Wirbelsäule als einzigen Ausweg. Bisher hatte ich die Entscheidung hinausgezögert. Zu groß war meine Angst vor dem Eingriff. Nun suchte ich verzweifelt nach Alternativen.

Vor ein paar Tagen traf ich zufällig eine ehemalige Mannschaftskameradin bei einem Vergleichswettkampf der Schulen unserer Stadt. Unsere Kinder kämpften in gegnerischen Schwimmteams um den Stadtpokal. Wir hatten uns seit Jahren aus den Augen verloren und nutzten die Gelegenheit, zu einem ausgiebigen Plausch am Rande des Wettkampfgeschehens. Sandra hatte nach ihrer Karriere als Leistungsturnerin Medizin studiert. Im Anschluss an das Studium lebte sie einige Jahre in Amerika und hatte sich dort zur Chiropraktikerin ausbilden lassen. Seit sie zurückgekehrt war, praktizierte sie als Sportmedizinerin in unserer Stadt.

Am Ende des Schwimmwettkampfes, als wir uns voneinander verabschiedeten, gab sie mir ihre Visitenkarte und nahm mir das Versprechen ab, sie bald in ihrer Praxis zu besuchen.

Nach meinem ersten Besuch in Sandras Praxis schöpfte ich neue Hoffnung. Als sie meine Krankenakte eingehend studiert hatte, empfahl sie mir eine chiropraktische Behandlung. „Du wirst nicht von heute auf morgen schmerzfrei sein, es braucht Zeit. Aber du wirst nach und nach merken, wie sich dein Zustand verbessern wird."

Der Stadtpark liegt im Dämmerlicht der Abendsonne und lädt zu einem langen Spaziergang ein. Ruhe und Einsamkeit gestatten mir, in mich hineinzulauschen.
Seit einigen Wochen beginne ich meinen Tag mit einfachen Yoga-Übungen, danach freue ich mich auf ein vollwertiges Frühstück. Mein Körper befindet sich in der Entgiftung. Schritt für Schritt werden meine Rückenwirbel durch Sandra justiert.
Zwar konnte ich mir anfangs nicht vorstellen, auch nur einen Tag ohne meinen Tablettencocktail zu überstehen, doch seit vorgestern habe ich keine einzige Schmerztablette mehr angerührt.

„Zeit heilt alle Wunden." Diese alte Weisheit habe ich in den vergangenen Wochen, trotz meiner anfänglichen Bedenken, zu meinem Leitmotiv gemacht.

Vertebraler Subluxations-Komplex

Gehirnstamm und Rückenmark sind die Primärbahnen für Nerven von und zum Gehirn. Diese Nerven sorgen sowohl für die Kommunikation zwischen Organen oder Extremitäten und der Schaltzentrale Gehirn, als auch für Ernährung, Gesundheit und Funktion jeder einzelnen Zelle. Im Gehirn werden sie durch das umgebende Schädelgehäuse, in der Wirbelsäule durch 24 bewegliche Knochen geschützt. Körperliche oder seelische Belastungen, Unfälle, falsche Haltung oder ungünstige Lagerung können kleine Verschiebungen dieser Wirbel verursachen, durch die (zunächst meist nicht spürbar) Druck auf einzelne Nervenfasern ausgeübt und der betreffende Wirbel im ungünstigsten Fall blockiert wird. Die Kommunikation zwischen Organen/Extremitäten und Gehirn über das Leitungssystem Wirbelsäule ist gestört. Ist ein Gelenk (in dem Fall ein Wirbelgelenk) in seiner Bewegung eingeschränkt, führt dies automatisch zur Beeinträchtigung der natürlichen Bewegungsabläufe. Der Körper entwickelt komplexe Strategien, diese auszugleichen. Eine Kettenreaktion ist die Folge. Der Chiropraktiker spricht in einem solchen Fall von einem „Vertebralen Subluxations-Komplex". Der Patient nimmt diese Veränderungen in der Regel erst wahr, wenn sich Schmerzen einstellen.

Schmerz ist ein wichtiges Signal des Körpers, das nicht leichtfertig durch Medikamente unterdrückt werden sollte. Sanfte Chiropraktik verzichtet völlig auf das künstliche Unterdrücken des Schmerzes, denn: Werden Schmerzen ausgeschaltet, führt der Patient möglicherweise Bewegungen aus, die seinen Zustand noch verschlechtern.
Der Chiropraktiker analysiert, lokalisiert und erarbeitet auf der Basis von Bild gebenden Verfahren und der individuellen Anamnese ein Behandlungskonzept.

Sanfte Chiropraktik bekämpft keine Symptome und beseitigt keine Blockaden, sondern versucht, über Impuls-Justierungen den natürlichen Selbstheilungsprozess des Körpers zu stimulieren.

Heilung braucht Zeit!

Jeder Mensch, jede Krankengeschichte, jede Wirbelsäule, jeder Organismus ist einzigartig und reagiert individuell auf äußere Einflüsse. Daher lässt sich nicht exakt vorherbestimmen, wie viele Behandlungen oder wie viel Zeit eine Heilung in Anspruch nimmt. Es muss jedoch festgestellt werden: Je länger die Erkrankung unbehandelt angedauert hat, umso länger dauert auch der Heilungsprozess.
Zwar schildert auch D.D. Palmer als „Vater der Chiropraktik", dass Symptome nach einmaliger Behandlung verschwunden waren, doch ist dies die Ausnahme, nicht die Regel. Heilung braucht Zeit, braucht Geduld, braucht auch die Mitwirkung durch den Patienten.

Faustregel:
Jahre der Erkrankung = Monate der Heilung oder
Monate der Erkrankung = Wochen der Heilung

Jeder Körper reagiert anders auf eine chiropraktische Therapie. Bei vielen Patienten verschwinden die Symptome bereits nach wenigen Behandlungen.
Aber: Wenn Ihr Chiropraktiker Ihnen weitere Behandlungen empfohlen hat, sollten Sie diese unbedingt wahrnehmen, auch wenn Sie sich beschwerdefrei fühlen.
Manche Patienten stellen hingegen nach den ersten Behandlungen keinerlei Veränderungen an ihrer Symptomatik fest und deuten das als „Wirkungslosigkeit" der Therapie. Falsch! Es dauert lediglich länger, die komplexen Kompensationsmechanismen des Körpers aufzu-

heben. Auch hier gilt: Haben Sie Geduld! Nehmen Sie alle von Ihrem Chiropraktiker empfohlenen Behandlungstermine pünktlich wahr! Ein kleiner Teil der Patienten klagt über eine Erstverschlimmerung der Symptomatik, wie sie aus der Homöopathie oder anderen Reizmethoden geschildert wird. Die Gründe für eine solche Körperreaktion sind vielfältig:

- **Einige Patienten durchleben nach der Behandlung eine Entgiftung. Wenn die Gifte den Körper verlassen, können Kopfschmerzen, Unwohlsein u.a. die Folgen sein.**

- **Die Muskulatur reagiert auf die Justierung. Jahrelang in einer Fehlstellung fixiert, reagiert sie mit Schmerzen.**

- **Teile des Nervensystems wurden jahrelang gar nicht oder falsch angesprochen. Jetzt, nach der Behandlung, erfolgt eine "Neuprogrammierung". Einige Nerven „spielen verrückt".**

- **Die so genannte „Reaktionsstarre" (chron. Erkrankung) lässt einige Patienten keine positive Veränderung spüren. Auch hier gilt: Haben Sie Geduld! Vermeintlich negative Reaktionen werden durch Folgebehandlungen vollständig aufgehoben.**

Merke! Ihr Chiropraktiker ist Experte. Vertrauen Sie seinem Urteil und nehmen Sie vorgeschlagene Behandlungstermine pünktlich wahr, selbst wenn Sie sich subjektiv gesund fühlen, damit Sie nicht sagen müssen: "Anfangs war alles schnell besser, aber es hat nur ein paar Wochen angehalten und die Beschwerden waren wieder da."

*Chiropraktik ist die einzige Wissenschaft,
die exakt die Ursache der Beschwerden lokalisiert
und sie dann justiert.*

(B. J. PALMER, D. C.)

STEFFI BECKMANN

Zu spät

Ich erinnere mich an eine sternenklare Sommernacht im vergangenen Jahr. Ich hörte die Kirchturmuhr Mitternacht schlagen. Drückende Schwüle herrschte in unserem Schlafzimmer. Seit Stunden fand ich keinen Schlaf. Ich stieg aus dem Bett und trat an das geöffnete Fenster, während Frank sich unruhig auf seiner Matratze hin und her wälzte. Gedankenverloren schaute ich hinaus. Zahllose Sterne umrahmten mit ihrem Glanz den Vollmond.
Ein Gefühl von Glück und Zufriedenheit breitete sich in mir aus. Seit einigen Wochen lebten wir am Rand der Großstadt in unserem neuen Haus.
Die Grenze zu den benachbarten Häusern bildeten die Gärten. Während es auf unseren Beeten noch etwas kahl aussah, beneidete ich die Nachbarin um ihr blühendes Paradies. Ein Windhauch trug den Duft ihrer Rosenstöcke in diesem Moment bis hinauf in unser Schlafzimmer.

Auf dem Grundstück nebenan bewegte sich etwas. Ich sah eine Gestalt in wallendem Nachthemd, mit offenem Haar bis an die Hüften, aus dem Schatten der Rankgitter treten. Plötzlich blieb sie stehen, um sich einige Male um ihre eigene Achse zu drehen. Sie breitete die Arme aus und verharrte, das Gesicht zum Himmel gewandt, für Minuten in dieser Position. Das musste sie sein, unsere Nachbarin, Frau Mayerhofer. Die nächtliche Szene versetzte mich in Erstaunen. Was tat die Frau zu dieser Zeit im Freien? Sie stand mit dem Rücken an den alten Kastanienbaum gelehnt und blickte nach oben. Das ausladende Blätterdach wiegte sich im aufkommenden Nachtwind. Sie passte sich der Bewegung an und verschmolz mit dem borkigen Stamm. Es

schien, als tanzten sie gemeinsam mit dem Wind.
Inzwischen hatte die Kirchturmuhr Drei geschlagen. Ich gab meinen Beobachtungsposten auf und ging zu Bett.
In den folgenden Nächten wiederholte sich das ungewöhnliche Schauspiel im Garten nebenan. Manchmal glaubte ich, ein Weinen zu hören. Es steigerte sich zu einem Jammern, dann schlug es um in leises Wimmern.

Die Zeit verging, inzwischen war der Sommer vorbei und der Herbst färbte das Laub. Frau Mayerhofers seltsame Auftritte im Garten hatte ich längst vergessen. Durch eine Begebenheit bei unserem Metzger wurde ich erneut daran erinnert. „Hast du schon gehört, Elvira? Die Mayerhofer haben sie wieder abgeholt."
„Wie, abgeholt?"
Ich hatte nicht vor, das Gespräch zu belauschen, aber die beiden Frauen in der Warteschlange sprachen zu laut, als dass ich mich hätte entziehen können. Frau Mayer-Raabe und Frau Bergedahl waren unangenehme Zeitgenossinnen, stets bestens informiert über die Angelegenheiten der Bewohner unseres Viertels. Für ihre Bosheit und Spitzzüngigkeit waren die beiden allgemein bekannt.
„Vorgestern war' s."
„Wer hat sie abgeholt?"
„Na, du weißt schon, die Männer mit der weißen Jacke!" Bedeutsam verdrehte Frau Bergedahl ihre Augäpfel.
„Sagt wer?"
„Sag ich! Ich stand neben der Garage der Mayerhofers und hörte, wie der Notarzt per Funk die Anweisung bekam, sie ins Alexianer-Krankenhaus zu bringen."
„Ich habe letztens im Stadtanzeiger einen Artikel gelesen, über das Krankenhaus. Die haben sich dort spezialisiert auf solche wie die Mayerhofer!"

„Ihr armer Mann. Er kann einem Leid tun! Wirklich froh muss er sein, dass er nur an den Wochenenden zu Hause ist. Der hat sich nicht umsonst dafür entschieden, auf Montage zu gehen!"
„Es ist ein Drama mit ihr. Seit sie hergezogen sind, ist die doch schon krank."
„Na ja, vielleicht sollte man sie gleich für immer wegsperren. Ich hab's schon oft gesagt, ganz normal ist die Frau nicht im Kopf. Wie sie sich ständig aufgeführt hat!" „Richtig! Zuerst ging sie ja noch unter Leute, später hat sie kaum noch jemand zu sehen bekommen."
„Hast Recht! Man kann nie wissen, auf was für komische Ideen so eine kommt!"
Sie kicherten dümmlich.
„Also, weißt du, Marianne? Ich hatte dir doch erzählt, wie ich die Mayerhofer auf der Straße traf. Das ist bestimmt schon ein halbes Jahr her. Erinnerst du dich?"
„Du meinst, als sie vom Zahnarzt kam?"
„Ja, genau. Vor der Tür des Doktors bin ich ihr damals begegnet. Was sah die Frau grauenhaft aus!"
„Na, der Zahnarztbesuch war dringend angebracht, die hatte kaum noch einen gesunden Zahn im Mund. Das hat mir Anita ganz im Vertrauen erzählt."
„Anita?"
„Die Putzhilfe von den Mayerhofers. Kennst du doch! Wir gehen doch einmal im Monat zusammen kegeln! Die hat mir damals erzählt, dass bei der Mayerhofer sämtliche Zähne gezogen werden mussten. Da war nix mehr zu retten!"
„Wundert dich das? Sicher hat die Mayerhofer in ihrer Verschrobenheit ewig keine Zahnbürste mehr angefasst. Zahnlos! Die ist doch noch keine Vierzig!"
Endlich fragte die Verkäuferin: „Was darf' s sein?" und setzte dieser Unterhaltung ein Ende.

Der Herbstwind hatte das Laub von den Bäumen gefegt. In den Häusern ringsum schickten sich die Bewohner an, die Weihnachtsdekoration aus dem Keller zu holen. Lichterketten und Kerzen ließen die Fenster erstrahlen. Der erste Advent nahte, als ich Herrn Mayerhofer vor der Garage sah. Er trug einen schwarzen Anzug, seine Haltung war gebückt und sein Gang schleppend. Ich beobachtete, wie er zwei Gepäckstücke aus seinem Auto hob und ins Haus trug. Kurz darauf kehrte er zurück und ging nach hinten in den Garten. Bei der Kastanie blieb er stehen, lehnte die Stirn an die Rinde und streichelte den knorrigen Stamm ...

„Du glaubst nicht, was passiert ist. Im Supermarkt war die Hölle los. Es gab nur ein einziges Thema dort!", rief Frank mir von der Haustür aus zu.

„Komm in die Küche, der Tee ist schon fertig!"

Wir setzten uns.

„Also, was war los im Supermarkt?", wollte ich wissen.

„Frau Mayerhofer hat sich in der Klinik das Leben genommen! Irgendwie muss sie sich einen ausreichenden Vorrat an Schlaftabletten angelegt haben."

Frank blickte in seine Tasse.

Jetzt konnte ich mir Herrn Mayerhofers Verhalten, einige Tage zuvor, erklären.

„Dann stand es schlimmer um sie, als man vermutet hatte?", fragte ich.

„Mit Sicherheit!"

Wir versanken in Schweigen.

Kurz vor Weihnachten erzählte mir unsere Postbotin, Anitas Schwägerin, was sich im Nachbarhaus ereignet hatte. Frau Mayerhofer litt seit mehreren Jahren unter höllischen Schmerzen, verursacht durch eine

so genannte *Trigeminusneuralgie.*
Die Mayerhofers hatten das Haus bezogen, als Frau Mayerhofer nach einem monatelangen Aufenthalt in einer Reha-Klinik nach Hause entlassen wurde. Sie war eine erfolgreiche Dressurreiterin gewesen. Bei ihrem letzten Wettkampf stürzte sie mit ihrem Pferd und verletzte sich schwer am Schädel. Es stand lange Zeit sehr schlecht um sie. Herr Mayerhofer hatte Anita angestellt, damit sie das Haus in Ordnung hielt und seiner kranken Frau zur Hand ging, bis diese sich von den Folgen des Sturzes erholt hatte.
Anfänglich sah es so aus, als befände sich Frau Mayerhofer auf dem Wege der Besserung. Ab und zu konnte sie sogar kleine Spaziergänge unternehmen. Dann erlitt sie einen dramatischen Rückfall. Als die Schmerzen häufiger auftraten und stärker wurden, zog sich Frau Mayerhofer fast vollkommen von ihrer Umwelt zurück. Als einzige Verbindung zur Außenwelt blieben Anita und ihr Ehemann.

Als ich Frank am Abend davon berichtete, horchte er auf. „Was ist das für eine Krankheit?", fragte ich ihn. „Das ist eine Reizung des fünften Hirnnervs - *Nervus trigeminus.* Dabei wird der Nerv durch ein Gefäß komprimiert", erklärte er, „die Verletzung des Nervs kann aber auch andere Ursachen haben. Einen Unfall, zum Beispiel ..." Frank sah mich viel sagend an. „Vielleicht wäre ihr zu helfen gewesen!"
Frank führt seit einigen Jahren eine Chiropraxis in der Stadt ...

Craniopathie – das große Geheimnis der kleinen Nähte

Der Schädel beherbergt 80% des zentralen Nervensystems und schützt dieses durch das massive Schädelgewölbe (Cranium) aus 8 Hirnschädelknochen, die durch Nähte miteinander verbunden sind. Diese gelenkigen Verbindungen erlauben mikrofeine Bewegungen. Bereits das Ein- und Ausatmen verursacht eine Verschiebung der Schädelnähte. Beim Einatmen öffnen, beim Ausatmen schließen sie sich. Es entsteht eine Pumpbewegung, die den Transport der cerebrospinalen Rückenmarksflüssigkeit (C.S.F.) in das gesamte Nervensystem gewährleistet. Diverse Stressfaktoren körperlichen (Geburtstrauma, Unfälle, körperliche Anstrengung) oder psychischen Ursprungs können dauerhafte Verschiebungen der Schädelnähte zur Folge haben. Die Zirkulation der Rückenmarksflüssigkeit wird dadurch gestört, Verschiebungen in Becken und Wirbelsäule sowie die Entwicklung krankhafter Symptome (z.B. die Trigeminusneuralgie, chronische Nebenhöhlenentzündung, Migräne) werden begünstigt. Einer chiropraktischen Behandlung mittels Craniopathie gehen präzise Analysen des Nervensystems und des Bewegungsapparats voraus.

Der Chiropraktiker justiert die Unregelmäßigkeiten durch sanfte Druckimpulse.

Hätte Frau Mayerhofer aus unserer Geschichte um die Zusammenhänge und chiropraktische Möglichkeiten gewusst, vielleicht würde sie heute noch leben …

Gabriele Kern

Nummer 5

Ich gehöre nicht zu den Menschen, die Stimmen hören. Selbst meine innere Stimme schweigt mich seit über vierzig Jahren konsequent an. Aber an diesem Tag im Mai habe ich in mir einen eloquenten Gesprächspartner gefunden …

Ich saß am Schreibtisch und wühlte mich durch die Steuerunterlagen meines wichtigsten Klienten und gleichzeitig besten Freundes. Philipp Markwart war einfach unbelehrbar. Anstelle von Ordnern mit säuberlich abgehefteten Belegen, brachte er in regelmäßigen Abständen einen Wäschekorb voller Rechnungen und Quittungen, deren Ursprung und Natur zu ermitteln meiner Person oblag. Nur meiner geduldig beharrlichen Detektivarbeit war es zu verdanken, dass „Markwart & Söhne" noch nicht dem völligen Kollaps erlegen war.
Der Papierberg vor mir war, trotz meines heroischen Einsatzes - ich hatte sogar die Mittagspause ausfallen lassen - noch immer nicht spürbar kleiner geworden. Die Kapitulation streckte schon die Hand nach mir aus, als ich ein dünnes Stimmchen vernahm.
„Jetzt reicht's mir aber!" Der energische Unterton wollte nicht zu diesem Laut passen, der dem Fiepen einer Maus ähnlicher war als einer menschlichen Stimme. Verdutzt sah ich mich um. Es war Samstag, keiner meiner Angestellten arbeitete heute. Ich war allein im Büro. Wer also konnte da mit mir gesprochen haben? Bestimmt halluzinierte ich aufgrund anhaltenden Sauerstoffmangels. Zum ersten Mal seit dem Morgen - selbst allzu menschliche Bedürfnisse hatten mich nicht in Anspruch genommen - stand ich von meinem Schreibtischsessel auf und öffnete das Fenster. Frische Luft würde mir gut tun. Während ich den Sauerstoff tief in meine von Nikotin geschwärzten Lungen sog,

meldete ein lautes Grummeln in meinem Magen ein nahrungstechnisches Problem. Die Nummer des Pizzadienstes kannte ich - als bekennender und passionierter Junggeselle - auswendig.
„Tach Sefe“, begrüßte mich Claudio, als er meine Stimme erkannte. „Was darf's sein heute. Pizza oder Pasta?“
„Pizza Hawaii mit extra viel Schinken und Käse. Und ins Büro bitte!“
„Aber Sefe, hab isse dir nicht sone mal gesagt, du arbeitesse zu viel?“, protestierte Claudio, „Zwanzik Minuti, ok?“
„In Ordnung. Und Claudio ... schick zwei Flaschen Cola mit!“ „Alles klaro, Sefe. Ciao!“
Markwart & Söhne würden warten müssen, bis mein leibliches Wohl wiederhergestellt war. Ich würde genau zwanzig Minuten lang am offenen Fenster stehen und vom nächsten Urlaub träumen. Tat das gut! Ich streckte die Arme aus, dehnte meine Muskeln, als wäre ich eben aus dem Bett gekrochen.
„Aaaaaaaaah!“, seufzte etwas neben? - vor? - hinter? - in! mir, „Mach das nochmal!“
Schon wieder dieses Stimmchen.
„Waaas?“
„Du sollst das nochmal machen! Hörst du nicht gut?“
„Was, zum Kuckuck, geht denn hier ab?“, murmelte ich.
„Nix geht hier ab. Mach jetzt!“ Ich bin sicher, der Urheber der Forderung stampfte trotzig mit dem Fuß. „Bitte“, bettelte er jetzt, „streck dich nochmal. Ich hab nämlich Durst!“
Jetzt war es offenbar so weit. Hatte ich Philipp nicht schon längst prophezeit, sein mangelnder Ordnungssinn würde mich in den Wahnsinn treiben?
„Glückwunsch, mein Freund. Du hast es geschafft“, seufzte ich und ließ mich schwer auf den Bürostuhl sinken.
„Och nee“, rief das Stimmchen. „Nicht schon wieder hinsetzen!“
„Verdammt nochmal, was willst du eigentlich von mir?“, knurrte ich.

Einen Moment lang überlegte ich, ob es nicht besser wäre, sofort einen Arzt zu rufen, um mir eine Beruhigungsspritze verpassen zu lassen.
„Hab ich doch gesagt: Ich hab Durst und du sollst dich nochmal strecken!"
„Gut, ich mach's. Aber nur, wenn du dann die Klappe hältst!" Ich stand auf, ging zum Fenster, atmete tief ein und aus und lockerte meine verspannten Muskeln. Auch wenn ich es dem Stimmchen nie gestanden hätte, nach dem bisschen Bewegung fühlte ich mich besser.
„Aaaaaaaaah", seufzte es. „Das war gut, danke!"
Exakt zwanzig Minuten nach meinem Anruf klingelte der Pizzabote. Genüsslich ließ ich eisgekühlte Cola durch meine Kehle rinnen und besänftigte meinen knurrenden Magen mit herzhaften Bissen steinofengegarter Pizza. Köstlich! Derartig gestärkt wandte ich mich wieder dem Papierberg auf dem Schreibtisch zu, versäumte aber nicht, auf das Stimmchen zu lauschen. Es hielt sein Versprechen und blieb stumm. Also war ich doch nicht verrückt!
Zwei Stunden später verließ ich die Kanzlei.
Die Schließautomatik meines Wagens setzte meiner Vorfreude auf einen gemütlichen Abend ein Ende. Die Tür ließ sich nicht öffnen. Nicht mit der Fernbedienung und nicht, als ich den Schlüssel im Schloss zu drehen versuchte.
Fluchend trat ich den Fußmarsch nach Hause an. Das schadenfrohe Kichern eines Stimmchens unbekannter Herkunft ignorierte ich hartnäckig.
Trotz der fortgeschrittenen Uhrzeit war die Luft noch immer angenehm mild. Ich hatte es plötzlich gar nicht mehr eilig, schlenderte durch die dunklen Straßen der Vorstadt, genoss das Farbenspiel der Ampelanlagen und freute mich über eine Katze, die vorbeihuschend dem Reifen eines herannahenden Autos entkam. Einige Gärten wurden von Lampions beleuchtet. Fröhliche Stimmen und der Duft brutzelnden Fleischs machte deutlich, dass die Grillsaison bereits begon-

nen hatte. Meine Schritte wurden allmählich leichter, ungezwungener. Ich erkannte, dass ich den Spaziergang tatsächlich genoss. Nach einer verschlenderten halben Stunde kam ich bei meiner Haustür an. Ich zögerte kurz, als ich nach dem Betreten der Halle den Aufzug passierte. Immerhin lag meine Penthouse-Wohnung im fünften Stock! Und doch machte ich mich an den mühevollen Treppenaufstieg.

Von meiner Wohnung kann ich die ganze Vorstadt überblicken. An diesem, wie an jedem Abend, holte ich ein Feierabendbier aus dem Kühlschrank, schob den schweren Ledersessel vor dem Panoramafenster in Position und machte es mir darin gemütlich.

„Na? Sag bloß, das Laufen hat nicht gut getan!“ Schon wieder das Stimmchen.

„Verflixt nochmal, was willst du denn? Und wer bist du überhaupt?“, brüllte ich.

„Hihi, wer ich bin? Das zeig ich dir“, kicherte das Stimmchen und im selben Augenblick zuckte ein Schmerz durch meinen Rücken.

„Gestatten? L4/L5 mein Name, Beruf: Stoßdämpfer.“

Bevor ich die Fragezeichen in meinem Hirn in Wort zu fassen imstande war, fiepste das Stimmchen weiter:

„Jetzt bist du platt, gell? Ich bin eine Bandscheibe. Die anderen haben mich zu ihrem Sprecher gewählt. Ist wohl höchste Zeit, dass wir dich mal ins Gebet nehmen!“

Ich war also doch übergeschnappt, oder wie sonst war es zu erklären, dass ich – das volle Bierglas in der Hand, in den Sessel gelümmelt da saß und meiner Bandscheibe Gehör schenkte?

„Du hast uns in letzter Zeit ganz schön vernachlässigt, mein Lieber“, fuhr Stimmchen fort und setzte, Claudios Tonfall perfekt imitierend, hinzu: „du arbeitesse zu viel!“

„Von nichts kommt nichts“, antwortete ich wenig überzeugend. „Sag ich doch. Wenn du nicht endlich was für uns tust, gehen wir kaputt!“

Ich stürzte mein Bier hinunter. Sein herber Geschmack entfaltete sich

angenehm vertraut in meiner Mundhöhle. „Was soll ich schon für euch tun? Ihr werdet eben älter, genau wie ich."
Im Geiste sah ich mich schon als Gast in einer dieser beliebten Nachmittagstalkshows. Thema: *Hilfe, ich spreche mit meiner Bandscheibe!*
„Irrtum, mein Bester. Du kannst ganz viel dafür tun, dass wir besser in Schuss bleiben. Einen Anfang hast du ja schon gemacht. Treppensteigen statt Aufzug fahren, ein Spaziergang hin und wieder. Und ..." Sie kicherte keck: „... du könntest ruhig ein paar Kilo abnehmen. Damit machst du es uns schon ein bisschen leichter."
Mein Gesicht verfärbte sich dunkelrot. Sie hatte ja Recht. Sieben Tage die Woche saß ich herum. Am Schreibtisch, im Sessel, im Auto. Selbst meine Urlaube verbrachte ich ohne die geringste körperliche Betätigung. Mit der Arbeit in der Kanzlei hatte auch mein Gewicht zugenommen und Sport war etwas für Schlanke, fand ich. Tatsächlich hatte ich in den letzten Monaten häufig Rückenschmerzen, aber mit einer heißen Dusche verschwanden sie meist gleich wieder.
„Hey, du sollst ja keinen Hochleistungssport betreiben. Wir wollen doch bloß ein bisschen Abwechslung vom ewigen Sitzen."
„Also gut, was haltet ihr also davon, wenn ich ein Fahrrad kaufe?" Bevor ich die Kanzlei übernommen hatte, war ich tatsächlich häufig auf dem Drahtesel durch die Landschaft geritten und Rad fahren verlernt man bekanntlich nicht.
„Ja, ja, ja", jubelte das Stimmchen. „Wir wollen in den Park, an den See und in den Wald!" Und dann schüchtern: „Gehen wir auch mal ins Schwimmbad?"
Ich lachte.
„Abgemacht. Gleich morgen gehen wir ins Hallenbad."
„Hmmmmm", seufzte das Stimmchen, „wir freuen uns drauf!"
Seit diesem Tag im Mai habe ich mein Leben vollkommen umgekrempelt. Ich fahre mit dem Rad zur Arbeit, gehe nach dem Abendessen

mindestens für eine halbe Stunde spazieren und einmal pro Woche zum Schwimmen. Ich esse gesünder und kalorienbewusster. Vier Kilo habe ich schon abgenommen.

Das Stimmchen habe ich liebevoll „Nummer 5" getauft. Wir sprechen oft miteinander. Es erzählt mir von seinem Leben, lässt mich an seinem Alltag teilhaben und warnt mich, wenn ich mich falsch bewege.

„Ich soll dich ganz lieb von den anderen grüßen", sagte Nummer 5 heute Morgen, „und ich soll dir ausrichten, sie fühlen sich pudelwohl!"

Ich gehöre nicht zu den Menschen, die Stimmen hören, aber seit ich Nummer 5 kenne, warte ich täglich auf eine Botschaft von meinem Herz …

Da fällt mir ein: Heute treffe ich Larissa im Schwimmbad!

Bandscheiben leben von Bewegung

Bandscheiben sind knorplige Gebilde zwischen den Wirbelkörpern, die als Drehscheiben deren Beweglichkeit gewährleisten.
Sie bestehen aus einem äußeren Faserring und einem inneren, stark wasserhaltigen Gallertkern. Ihr hoher Flüssigkeitsgehalt verleiht ihnen ein hohes Maß an Elastizität. Deshalb dienen Bandscheiben – Gummipuffern gleich - als Stoßdämpfer.
Unter Belastung – also Druck – geben die Bandscheiben Flüssigkeit in das umgebende Gewebe ab (deshalb sind wir abends 2 – 3 cm kleiner als morgens), bei Entlastung nehmen sie Flüssigkeit auf. Ein Wechsel von Be- und Entlastung ist daher enorm wichtig für ihre Gesunderhaltung.
Mit zunehmendem Alter zermürbt der Faserring.
Bei schwerer und/oder falscher Belastung der Wirbelsäule schiebt der Bandscheibengallertkern den gelockerten Faserring nach außen, sodass er auf Rückenmark und Nervenwurzel drücken kann (Bandscheibenvorwölbung). Durchbricht der Gallertkern den Faserring, spricht man von einem Bandscheibenvorfall. Gallertmasse dringt aus und drückt auf umliegende Nerven.
Grundsätzlich können alle Bandscheiben von diesem Vorgang betroffen sein, am häufigsten treten Bandscheibenvorfälle jedoch im Bereich der Lendenwirbel auf.

Risikofaktoren:

- Übergewicht
- Bewegungsmangel
- Chronische Fehlhaltung(en)
- Chronische Fehl- oder Überbelastung
- Genetische Disposition

Finden Sie einige der Risikofaktoren bei unserem „Bandscheibenflüsterer" (oder gar bei sich selbst) wieder?

Symptome:

- Schmerzen, die unweigerlich zur Schonhaltung und damit zu weiteren Verspannungen[4] führen.
- Empfindungsstörungen in den Gliedmaßen
- Lähmungen

Auch ein erfahrener Arzt oder Chiropraktiker kann einen Bandscheibenvorfall oder eine andere Veränderung in der Wirbelsäule nicht zuverlässig ertasten. Deshalb geht einer chiropraktischen Behandlung der Wirbelsäule immer eine Untersuchung mittels Bild gebender Verfahren (Röntgen, Magnet-Resonanz-Therapie, kurz MRT) voraus. Auf diese Weise schließt der Chiropraktiker das Risiko einer Fehlbehandlung infolge einer falschen Diagnose aus. Besteht ein Verdacht auf Bandscheibenvorfall, sollte eine MRT durchgeführt werden. Sie gilt als beste, nebenwirkungsärmste und medizinisch anerkannte Methode zum Nachweis eines Prolapses. Wie elementar die vorausgehende Diagnose mittels Bild gebender Verfahren ist, zeigt auch der Grundsatz privater Krankenkassen: Ohne Röntgenaufnahme / MRT werden die Kosten für eine chiropraktische Behandlung nicht übernommen.

---

[4] siehe auch: Entspannung ist wichtig

Chiropraktische Hände können sehen!

Abgegrenzte Schmerzbereiche auf der Haut decken Ursachen auf:

Ursache: Symptome:

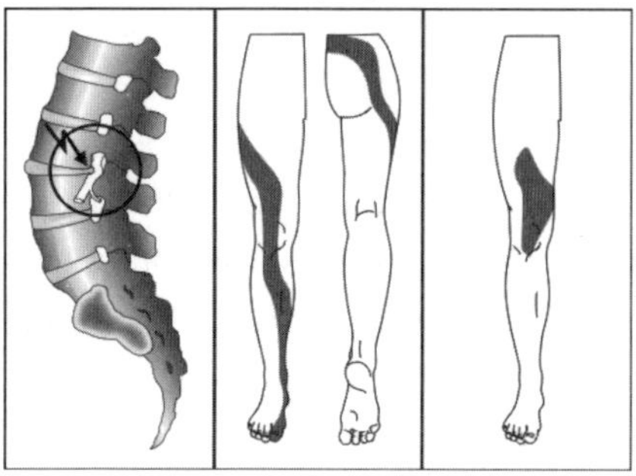

Auf den folgenden Zeichnungen ist gut zu erkennen, wie sich spezielle Schmerzen am Körper darstellen, und wo die Ursachen zu finden sind. Hier ist z.B. die Bandscheibe L3 - L4 betroffen. Beachten Sie die unterschiedlichen Schmerz- Areale: Gesäß - Oberschenkel - Unterschenkel - Fuß – Zehen

Ursache: Symptome:

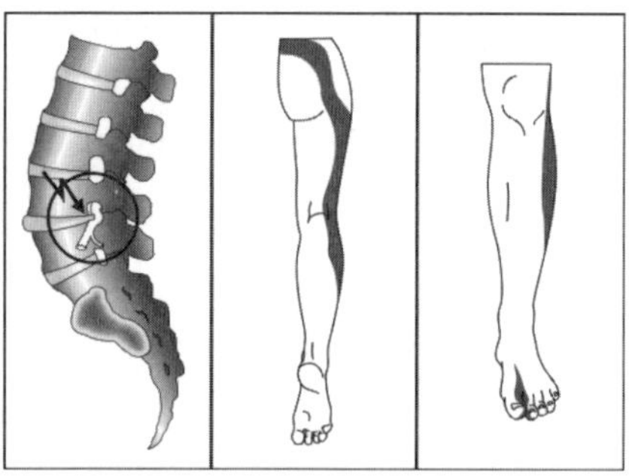

Hier ist z.B. die Bandscheibe L4 - L5 betroffen, die Schmerzen verlaufen über das Gesäß am hinteren Unterschenkel bis zur Kniekehle, weiter über den vorderen Unterschenkel bis zu den Füßen. Diesen Schmerzverlauf erkennt man schon bei einer Protrusion, also einer Bandscheibenvorwölbung.

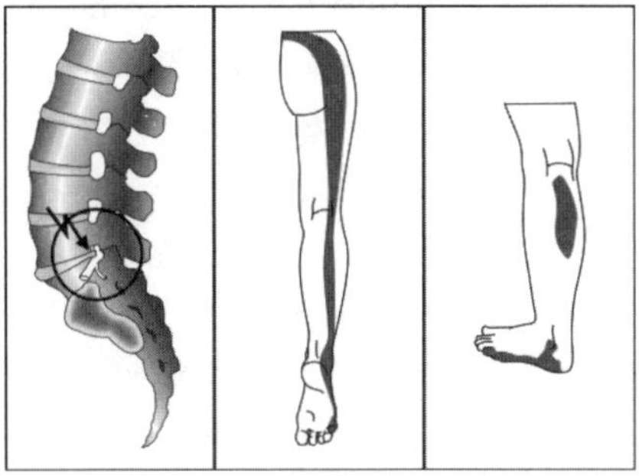

Hier ist z.B. die Bandscheibe L5 - S1 betroffen. Beachten Sie die unterschiedlichen Schmerzareale. Hier findet man die häufigsten Bandscheibenprobleme, nicht zuletzt auch, weil auf der „letzten“ Bandscheibe die höchste Belastung zu finden ist.

Die Chiropraktik bedient sich nichtinvasiver Behandlungsmethoden, allen voran der Sacro-Occipital-Technik (S.O.T.) und der Cox Dekompressions-Justierung.
Der Patient liegt auf einem Spezialtisch, Keilblöcke werden unter das Becken geschoben. Der Patient atmet tief und regelmäßig, während der Therapeut sanfte Druckimpulse an bestimmten Wirbelkörperabschnitten ausübt. Häufig rutscht die Bandscheibe „wie von selbst“ wieder an die ursprüngliche Position zurück.
Bei akuten, sehr schmerzhaften Vorwölbungen erfolgt eine Wechselbehandlung mit Hitze und Kälte als Vorbehandlung. Dann kommt der Spezialinstrumententisch zum Einsatz, wobei Teile des Beckens und der unteren Lendenwirbelsäule passiv bewegt werden. Eine Einzelbehandlung dauert bis zu 30 Minuten und wird ggf. mehrmals am gleichen Tag wiederholt. Dazwischen wechseln sich Phasen, in denen der Patient liegen muss, mit Phasen, in denen er gehen muss, ab.
Häufig kann durch diese Behandlungsmethoden eine Operation vermieden werden.

Aber Vorsicht: Wird festgestellt, dass eine Blasenentleerungsstörung (auch Mastdarm) auf einen Bandscheibenvorfall zurückzuführen ist, oder treten Läh-

mungserscheinungen in den Gliedmaßen auf, muss der Patient dringend operiert werden, um dauerhafte Lähmungen und andere Folgen zu vermeiden!

Eine Nachbehandlung mit sich verlängernden Behandlungsabständen ist notwendig, um die zurückgebrachte Bandscheibe in ihrer Position zu stabilisieren. Danach ist ein Fitness-Übungsprogramm angezeigt, um Muskulatur und Bänder zu stärken.

Eine große Rolle spielt bei Bandscheiben- und/oder Ischiasproblemen das Schmerz-Gedächtnis! Neueste Forschungen bestätigen jetzt, was erfahrene Therapeuten schon seit Jahrzehnten praktizieren. Jeder schmerzgeplagte Mensch bildet schon nach kurzer Zeit ein so genanntes Schmerz-Gedächtnis. Auch wenn der Schmerz eigentlich schon längst verschwunden sein sollte, leidet der Patient weiter. Mit korrekter Behandlung kann dieses Schmerz-Gedächtnis wieder gelöscht werden. Daher ist Nachsorge besonders wichtig!

Bewegung ist aktives Vorbeugen!

Regelmäßige Bewegung stärkt Skelett und Muskulatur, beugt Herz-Kreislauf- und Gefäßerkrankungen vor, fördert Stoffwechselprozesse, unterstützt den Stressabbau und beeinflusst das seelische Wohlbefinden. Frauen und Männer jedes Lebensalters sollten sich täglich mindestens 30 Minuten bewegen. Es muss nicht gleich Leistungssport sein! Ein Spaziergang nach dem Abendessen, Treppe statt Aufzug, Fahrrad statt Auto. Es ist einfach, Bewegung in den Alltag zu integrieren – und: Dafür ist es nie zu spät!

Sie möchten sich darüber hinaus sportlich betätigen? Folgende Sportarten werden von Chiropraktikern empfohlen:

1. Walking

Diese schonende Bewegungsart ist besonders für Untrainierte und ältere Menschen zu empfehlen. Gelenke und Herz-Kreislauf-System werden nicht über Gebühr belastet. Bei Osteoporose oder Rheuma ist Walking die ideale Ergänzung zu herkömmlichen Therapiemaßnahmen. Fragen Sie jedoch vorher unbedingt Ihren Chiropraktiker!

2. Aqua-Jogging

Als Alternative zum herkömmlichen Jogging ist diese Bewegungsart insbesondere übergewichtigen Menschen zu empfehlen. Wirbelsäule und Gelenke werden nicht überbelastet.

3. Fahrrad fahren

Stärkt die Becken-, Bein- und - bei richtiger Haltung - auch die Rückenmuskulatur.

Wichtig dabei: Sattel und Lenker richtig einstellen!

Der Sattel hat die richtige Höhe, wenn Ihre Fußspitzen im Stand den Boden berühren. Achten Sie darauf, dass der Sattel waagerecht eingestellt ist. Lenker und Sattel müssen sich auf gleicher Höhe befinden, der Abstand zwischen beiden sollte mindestens eine Unterarmlänge betragen.

4. Schwimmen

Bei richtiger Haltung (vom Chiropraktiker beraten lassen!) stärkt diese Bewegungsart die gesamte Rückenmuskulatur und entlastet darüber hinaus alle Gelenke.

Betreiben Sie Sport, wenn möglich, in der Natur. Dabei wird das Stresshormon Cortisol abgebaut und Noradrenalin als Stimmungsaufheller aktiviert!

Bevor Sie sich sportlich betätigen, fragen Sie Ihren Chiropraktiker nach der für Sie geeigneten Sportart!

Gabriele Kern

Woher der Hase weht

Ich bin nicht gern hier. Genauer gesagt fühle ich mich überhaupt nicht wohl, obwohl sich bei der Gestaltung des Wartezimmers jemand viel Mühe gegeben haben muss. Abstrakte Grafiken greifen spielerisch das zarte Gelb der Wände auf, das sich auch in den langen Vorhängen wiederfindet. Blaue Sessel, um einen runden Buchentisch gruppiert, laden zum Entspannen ein und der Webteppich in Blau und Gelb rundet die Komposition ab. Ein unsichtbarer Duftspender verleiht dem Raum eine dezent fruchtige Note. Ich ignoriere den Schmerz in meinem Nacken. Genauer gesagt ignoriere ich ihn nicht, ich habe mich an ihn gewöhnt. Seit einem halben Jahr gehört er zu mir wie der Rüssel zu einem Elefanten.

Ich beobachte die Staubkörnchen, die in der Sonne tanzen, und beneide sie um ihre Beweglichkeit.

Ich bekomme Gesellschaft. Eine ältere Dame – um die Sechzig, schätze ich – tritt ein und grüßt mich lächelnd. „Moin, junger Mann. Schöner Tach heute, gell?"

Mein Lächeln ist gequält. Nicht wegen der Dauerschmerzen. Nein, das Unbehagen hat mich noch immer im Griff.

„Nanu, Sie gucken ja so erschrocken. Hab ich etwa wieder …?" Hastig hebt sie die Hand und tastet prüfend über ihr graues Haar. „Nee, die Lockenwickler sind draußen." Sie lächelt erleichtert. „Wissen Sie, manchmal vergess ich die einfach, wenn ich's eilig habe."

Ich greife nach einem der ausliegenden Boulevardblätter und gebe vor, mich in das Liebesleben der Blaublütigen zu vertiefen, doch meine Mitwarterin gibt keine Ruhe:

„Sind Sie zum ersten Mal hier? Gesehen hab ich Sie hier jedenfalls noch net."

„Ja", gebe ich widerwillig Auskunft. „Zum ersten Mal."
„Ach, deswegen gucken Sie so ängstlich. Müssen Sie aber net. Wir gehen ja schließlich net zur Schlachtbank!"
Genau so fühle ich mich aber, möchte ich ihr entgegnen.
„Schon gut", antworte ich stattdessen und blättere geschäftig in meiner Zeitschrift.
„Wenn Sie sone Angst haben, warum sind Sie überhaupt hier?", bohrt die Grauhaarige weiter.
„Meine Freundin hat mich hergeschickt", gebe ich kurz zurück.
„Ja und? Meinen Sie denn, die will Ihnen was Böses?"
„Nein, natürlich nicht. Aber man hört so viel … ."
„Ach, jetzt versteh ich, woher der Hase weht!" Sprichwörter sind wohl nicht ihre Stärke.
„Tschuldigung, kleiner Scherz", gluckst sie, als sie meines verdatterten Gesichtsausdruck gewahr wird. „Wahrscheinlich haben ein paar wohlmeinende Freunde Ihnen was erzählt von ‚Schmerzen', ‚Einrenken', ‚Schlaganfall'. Hab ich Recht?" Ich nicke.
„Jungchen …" Ihre Stimme hat etwas Mütterliches angenommen. „Warum fragen Sie net einfach mich?"
„Hm", antworte ich dümmlich. Mehr fällt mir dazu nicht ein.
„Also, nun erzähl ich Ihnen mal was: Seit der Geburt meiner zweiten Tochter war ich alle paar Wochen zu nix zu gebrauchen. Sehstörungen, Übelkeit, Migräne. Die ganze Palette." Ihr Blick wird traurig. „Manchmal hielten die Anfälle tagelang an. Ich lag nutzlos herum, während mein Mann Kinder und Haushalt versorgen und zur Arbeit gehen musste. Zuerst hatte er Verständnis", erzählt sie weiter, „aber irgendwann beschimpfte er mich. ‚Arbeitsscheue, eingebildete Kranke!'" Ihr Gesicht färbt sich rosa. Ob vor Scham oder Zorn, kann ich nicht feststellen.
„Tut mir Leid", sage ich betreten.
„Oh Jungchen, das muss Ihnen net Leid tun. Damit hat er mich wach-

gerüttelt. Zum ersten Mal kam mir der Gedanke, dass ich gegen die Anfälle vielleicht was tun kann."
Die Geschichte der Frau interessiert mich zunehmend. „Und das haben Sie dann getan?", frage ich.
„Hahaha", lacht sie bitter, „wenn das so einfach gewesen wäre."
„Nicht?"
„Nee. Der Hausarzt hat mir Pillen verschrieben. Die haben zwar die Schmerzen gelindert, dafür wurde die Übelkeit noch schlimmer." Sie seufzt. „Vom Hausarzt ging's weiter zum Neurologen, aber der konnte nichts feststellen. Also hat er mir stärkere Pillen verschrieben und mich zum Seelenklempner geschickt. ‚Frau Seibold', hat er gesagt, ‚organisch sind Sie gesund. Jetzt kann es nur noch seelisch bedingt sein.'"
„Und der Psychologe konnte Ihnen helfen?" Aus irgendeinem Grund erwarte ich keine positive Antwort.
„Nein, Jungchen, natürlich net. Ich hab nie Probleme mit meiner Seele gehabt, immer alles ausgetragen, nix in mich reingefressen. So sehr der auch gewühlt hat, der konnte nix zutage fördern."
„Dann leiden Sie heute noch an Migräne?"
„Nee, schon lange net mehr. Zwanzig Jahre lang bin ich von Arzt zu Arzt gerannt, hab Pillen geschluckt bis zum Abwinken und mich mehr schlecht als recht durchs Leben geschleppt.
Und dann hab ich beim Friseur zufällig so ein Faltblatt gefunden. Die Meier aus dem dritten Stock hatte es da vergessen. ‚Kopfschmerzen aus Sicht der professionellen Chiropraktik', stand drauf. Den Titel werde ich nie vergessen. Jedenfalls hab ich darin gelesen, dass Migräne und Kopfschmerzen ihren Ausgangspunkt in der Wirbelsäule haben können. Auf der Rückseite war ein Stempel von der hiesigen Praxis. Also bin ich hergekommen."
Ich bin nicht überrascht.
„Und Frau Hellmann konnte Ihnen dann endlich helfen?"

„Und wie die mir geholfen hat, Jungchen. Aber beim ersten Mal war ich genauso nervös wie Sie."
Vor gespanntem Zuhören habe ich meine Aufregung fast vergessen.
„Ja, aber", wende ich ein, „ist es denn nicht normal, Angst zu haben, wenn da jemand an meiner Wirbelsäule rumhantiert?"
„Doch, Jungchen, das ist normal, wenn man net richtig Bescheid weiß. Aber ich sag Ihnen, die Frau Hellmann versteht ihr Geschäft. Da is nix mit Kopp rumreißen und Genick einrenken. Wer das glaubt, hat net kapiert, was Chiropraktik ist." Ihre Augen haben zu leuchten begonnen, während sie die Fragezeichen in meinem Blick zu deuten versucht.
„Der Chiropraktiker gibt dem Körper den Impuls, den er braucht, um sich selbst zu heilen", fährt sie fort. „Das is wirklich ne sanfte Methode, direkt angenehm. Nix zu befürchten. Und geholfen hat sie mir, die Frau Hellmann. Nach ein paar Behandlungen wusste ich gar net mehr, wie sich Migräne überhaupt anfühlt. Die Pillen hab ich zum Entsorgen in die Apotheke gebracht."
„Und was war nun die Ursache für Ihre Anfälle?"
„Tja, ob Sie's glauben oder net. Meine Tochter war's."
„Ihre Tochter? Aber …"
„War ne ziemlich anstrengende Geburt damals. Mensch, wat hab ich gepresst, bis das Mädel endlich auf der Welt war. Dabei hat sich in meinem Schädel wat verschoben, hat mir die Frau Hellmann erklärt. Naja, und dann hat sie's wieder gerichtet."
„Dann geht es Ihnen also jetzt richtig gut? Warum kommen Sie dann immer noch hierher?"
„Ganz einfach, Jungchen", sagt sie und lacht hell. „Damit ich weiter gesund bleibe. Und damit ich Angsthasen wie dir erzählen kann, was Chiropraktik wirklich is!"
Die Wartezimmertür wird erneut geöffnet.
„Herr Kornmüller bitte. Entschuldigen Sie die Verzögerung. Es gab ei-

nen Notfall." Die Assistentin sieht mich teilnahmslos an.
„Kein Problem", sage ich und gehe wie selbstverständlich hinaus. In der Tür drehe ich mich noch einmal um.
„Auf Wiedersehen, Frau Seibold", will ich sagen ... doch das Wartezimmer ist leer.

„Es gibt keine Wirkung ohne eine Ursache.
Chiropraktiker justieren Ursachen.
Andere behandeln Wirkungen."

(B. J. PALMER, D. C.)

Chiropraktik und Vorurteil

„Der Chiropraktiker renkt ein."
„Chiropraktik beseitigt Blockaden an der Wirbelsäule."
„Bei Chiropraktik muss es knacken."
„Chiropraktik tut weh!"

Der erste Besuch einer Chiropraxis wird häufig von Vorurteilen und Ängsten überschattet. Vielleicht halten sie potenzielle Chiro-Patienten gar von einer Konsultation ab. Doch diese Ängste sind unbegründet.
„Das Gefährlichste an Chiropraktik ist der Weg in die Praxis durch den Berufsverkehr."
Die Anwendung sanfter Techniken ermöglicht die schonende Behandlung vom Säuglings- bis ins Greisenalter. Der Einsatz von Arzneimitteln ist in der Chiropraktik ebenso tabu wie invasive (operative) Eingriffe. Die Therapie ist in der Regel völlig schmerzfrei.
Im Gegensatz zur Chirotherapie, die sich auf das Beseitigen von Gelenkblockaden beschränkt, folgt Chiropraktik dem ganzheitlichen Ansatz, der den menschlichen Körper als interaktives System aus Chemie, Struktur und Geist betrachtet.
„Nur der Körper selbst besitzt die Fähigkeit, sich selbst zu heilen." Diese Überzeugung liegt allem chiropraktischen Denken und Handeln zugrunde. Daher renken Chiropraktiker nicht Gelenke ein, sie korrigieren Nervenstörungen durch gezielten, sanften Druck und geben damit dem Körper die zur Selbstheilung nötigen Impulse.

Und die Risiken?

Jede Behandlung, gleich, ob sie von einem niedergelassenen Allgemeinmediziner, einem Orthopäden, einem Chirotherapeuten oder einem Chiropraktiker durchgeführt wird, birgt immer auch ein gewisses Risiko. Auch bei korrekter Diagnose und ordnungsgemäßer Behandlung kann es zu unerwünschten Körperreaktionen kommen. Sanfte Chiropraktik minimiert das Behandlungsrisiko durch intensive Untersuchungen, Sicherheitstests und Analysen von Röntgenbildern oder Ergebnissen anderer Bild gebender Verfahren, die vor der ersten Behandlung durchgeführt werden.

Zur Erinnerung:

Der gute Chiropraktiker

- nimmt sich Zeit für Ihre Krankengeschichte und führt vor der ersten Behandlung Sicherheitstests und körperliche Untersuchungen durch.
- analysiert vor der ersten Behandlung Röntgenbilder oder andere analytische Unterlagen.
- klärt Sie vor der ersten Behandlung schriftlich oder mündlich über eventuelle Risiken einer chiropraktischen Justierung auf.
- informiert Sie mündlich oder durch Zertifikate (Diplom) über seine Qualifikation.

Anhang

Gesünder altern

Zeit ihres Lebens ist die Wirbelsäule natürlichen und traumatischen Prozessen ausgesetzt, die – wenn sie unbehandelt bleiben - ihre Funktion und dadurch den gesamten Bewegungsapparat und/oder innere Organe nachhaltig negativ beeinflussen. Schwere körperliche Arbeit, falsche Haltung, Übergewicht, ungünstige Ernährung, mangelnde Bewegung und Stress bilden die Hauptursachen für natürlich-degenerative Vorgänge, die Schäden an Bandscheiben, Wirbeln und Nerven zur Folge haben.

Neben dem Eingreifen in diese Prozesse sieht die Chiropraktik Aufklärung und Vorbeugung als eine ihrer Hauptaufgaben an.

Durch richtiges Sitzen/Liegen/Stehen/Gehen, korrektes Heben/Tragen, adäquate Bewegung (Radfahren, Schwimmen, gezielte Übungen) können natürliche Belastungen des Bewegungsapparates und der Wirbelsäule kompensiert und Schäden vermieden werden.

Das Vier-Punkte-Programm

1. Bewegen Sie sich, aber richtig!

Die Rumpfmuskulatur hält die Wirbelsäule im Lot. Wer sie gezielt kräftigt, entlastet das Stützorgan optimal und beugt Rückenproblemen vor.

Regelmäßige Bewegung stabilisiert nicht nur das Muskelkorsett, sondern kräftigt auch das Skelettsystem. Schon 20 Minuten zügiges Gehen wirken sich positiv auf die Stabilität der Knochen aus.

2. Zuerst zum Chiropraktiker!

Untrainierte sollten sich zuerst von einem Chiropraktiker untersu-

chen lassen. Er hilft auch bei der Auswahl der individuell geeigneten Sportart. Das gilt sowohl bei Rücken-und Gelenkproblemen, als auch bei Osteoporose und Herz-Kreislauf-Leiden.
Selbst mit 65 Jahren ist es nicht zu spät, mit einem Bewegungsprogramm zu beginnen.
Um Trainingsfehler zu vermeiden, ist es empfehlenswert, sich bei den sportlichen Übungen zunächst einmal von einem Fachmann anleiten zu lassen. Schnelle Effekte darf dabei niemand erwarten.

3. Ernähren Sie sich ausgewogen!

Damit Ihre Knochen auch im Alter noch gesund sind, sollten Sie sich ausgewogen ernähren. Ein ausgeglichener Mineralienhaushalt spielt für die Gesunderhaltung der Knochen eine wichtige Rolle. Calcium, Phosphat, Fluorid und Magnesium sind die wichtigsten, am Knochenstoffwechsel beteiligten Mineralien.

Vorsicht: Ein Überangebot an Kalzium behindert die Aufnahme von Magnesium, ein Zuviel an Phosphat beeinträchtigt die Calciumresorption!

Phosphate und Oxalsäure gelten als „Knochenräuber“. Sie sind in Kaffee, Colagetränken, eiwei1reichen Lebensmitteln sowie in Süßwaren, Wurst Fertigprodukten enthalten. Auch Alkohol und Nikotin entziehen dem Körper und den Knochen Kalzium, das über die Nieren ausgeschieden wird.

Merke: Hüten Sie sich vor „Knochenräubern“!

4. Nehmen Sie ausreichend Flüssigkeit zu sich!

Die Bandscheiben dienen der Wirbelsäule als Dämpfungs- und Drehscheibe zwischen den einzelnen Wirbelkörpern. Der äußere, aus Faserknorpel bestehende Ring umschließt einen zentralen Gallertkern. Bandscheiben werden nicht durch Blutgefäße mit Nährstoffen versorgt, sondern müssen diese durch Sog aus dem umgebenden Gewebswasser aufnehmen. Diesen Sog entwickeln sie bei Entlastung. Daher ist der Wechsel zwischen Be- und Entlastung entscheidend für ihre Funktionsfähigkeit. Mangelnde Bewegung verursacht Mangelversorgung der Bandscheiben. Folge: Sie trocknen aus, werden spröde. Die Medizin spricht dann von „altersbedingter Degeneration". Ausreichende Flüssigkeitszufuhr (2 bis 3 Liter täglich) ist nicht nur für die Sauerstoffversorgung des Organismus und sein reibungsloses Funktionieren unerlässlich. Sie kann den Austrocknungsprozess der Bandscheiben verlangsamen.

Durch das Beachten einfacher Regeln können Sie die Gesunderhaltung Ihrer Wirbelsäule im Alltag unterstützen:

Heben:

1. Gesicht und Füße zeigen beim Heben immer zum Objekt!
2. Heben nur in der „Sicherheitszone" zwischen Hüfte und Schulter!
3. Möglichst nah am Körper, mit gestrecktem Rücken aus der Hocke heben und absetzen!
4. Nicht verdrehen!

Schlafen:

1. Nie auf dem Bauch schlafen!
2. Für die Seitenlage ein Kopfkissen wählen, das Kopf und Schulter auf einer Höhe hält!
3. In der Rückenlage ein Kissen unter den Knien platzieren!
4. Die Matratze ist wichtig! Sie darf weder zu weich, noch zu hart sein.

Was tun bei Rückenschmerzen?

Etwa 80% der Bevölkerung leiden mindestens einmal im Leben an Rückenschmerzen unterschiedlichen Ursprungs.
Werden auch Sie von Rückenschmerzen geplagt, die über mehrere Tage oder gar Wochen anhalten? Suchen Sie Ihren Chiropraktiker auf!

Wichtig: Bekämpfen Sie den Schmerz nicht mit Medikamenten!

Schmerzmittel verschleiern die Symptome. Der Schmerz wird gelindert oder verschwindet, doch die Ursachen bleiben. Der Patient fühlt sich besser, bewegt sich „wieder ganz normal" und trägt somit selbst zur Verschlimmerung der Beschwerden bei. Lässt die Wirkung des Arzneimittels nach, sind die Schmerzen größer als vorher.
Verschleierte Symptome erschweren auch die Arbeit des Chiropraktikers. Wo Nervenreize ausgeschaltet oder überlagert sind, ist eine Diagnose und die daraus resultierende Wahl der korrekten Behandlungsmethode kaum möglich.

Bis zu Ihrem Termin in der Chiropraxis können Sie sich selbst helfen!

Schmerzen sind häufig Zeichen für Entzündungen und lassen sich in der Regel am besten mit Kälte bekämpfen. Führen Sie eine Wechselbehandlung durch:
Legen Sie für 5 Minuten ein Kältekissen auf die schmerzende Rückenpartie (aber niemals direkt auf die Haut - Verbrennungsgefahr!) . Ersetzen Sie dann das Kältekissen durch eine heiße Wärmflasche (am besten mit einem feuchten Handtuch umwickeln! Niemals direkt auf die

Haut!) und lassen Sie die feuchte Wärme ebenfalls 5 Minuten lang wirken. Sie können die Behandlung fortsetzen oder später wiederholen.

Zusätzlich können folgende Übungen Entlastung bringen. Aber: *Hören Sie auf Ihren Körper: Was weh tut, ist falsch! Sollten Sie bei einer der folgenden Übungen Schmerzen haben, dürfen Sie diese auf keinen Fall fortsetzen!*

Übung 1:

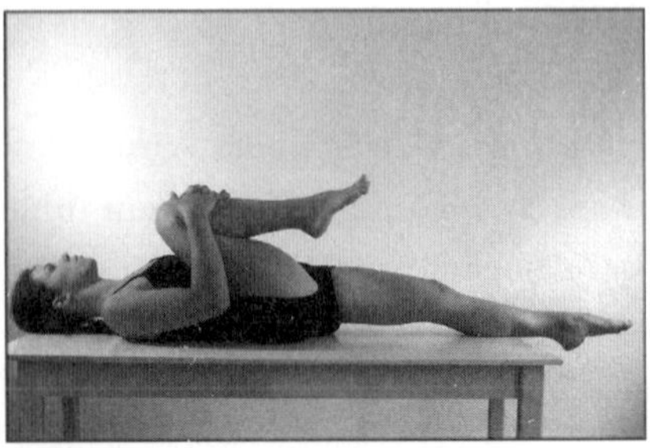

Legen Sie sich flach mit dem Rücken auf den Boden. Umfassen Sie Ihr rechtes Knie mit beiden Händen und ziehen Sie es so weit wie möglich zum Rumpf, während Sie das linke Bein strecken. Halten Sie die Muskelspannung in beiden Beinen für ungefähr 5 Sekunden und entspannen Sie die Beine anschließend in liegender Position. Wiederholen Sie diese Übung 5-mal. Anschließend wiederholen Sie die gesamte Übung, indem Sie das linke Knie anziehen …

Übung 2:

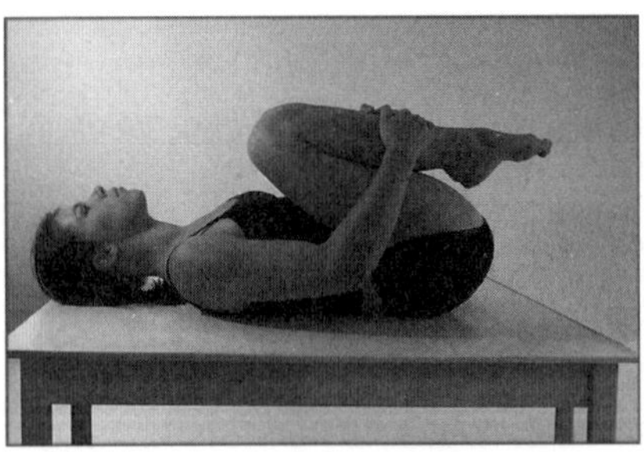

Legen Sie sich flach mit dem Rücken auf den Boden. Umfassen Sie beide Knie mit den Händen und ziehen Sie sie so weit wie möglich zum Rumpf. Wiederholen Sie diese Übung 5-mal.

Übung 3:

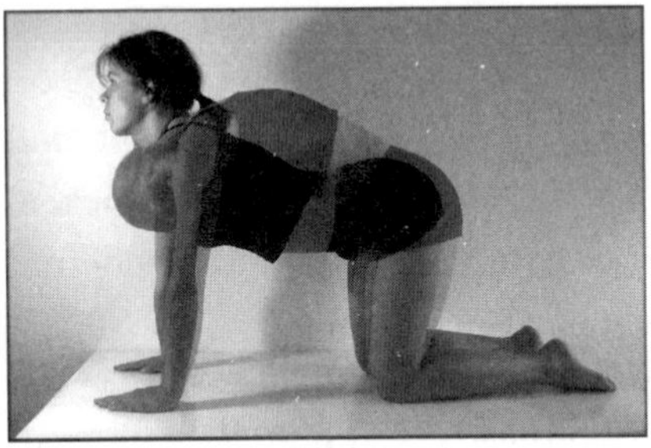

Gehen Sie in einen Vierfüßlerstand und machen Sie einen Katzenbuckel, Kopf nach unten geneigt.
Jetzt formen Sie mit der Wirbelsäule ein „U“ und heben dabei den Kopf nach oben. Wiederholen Sie die Übung 5-mal.

Ihr Chiropraktiker wird zu gegebener Zeit weitere Übungen für Sie zusammenstellen!

Entspannung ist wichtig

Fehl- oder Schonhaltung, mangelnde Bewegung, Übergewicht und Stress sind die häufigsten Ursachen für Verspannungen der Rückenmuskulatur. Verspannungen verursachen Schmerzen, die wiederum das Einnehmen einer Schonhaltung nach sich ziehen.
Um diesen Teufelskreis zu durchbrechen, sollten Sie nie zu lange unbeweglich in derselben Körperposition verharren und für aktive Entspannung sorgen!

Hierfür stehen unzählige Methoden zur Verfügung.
Zwei der bekanntesten Entspannungsprogramme werden hier vorgestellt:

1. Autogenes Training

Das autogene (= selbsttätig) Training ist eine rein mentale Entspannungsmethode, die auf Vorstellungskraft und (Autosuggestion basiert. Der Übende begibt sich in eine möglichst bequeme Position (dabei bleibt es ihm überlassen, ob er sitzen oder liegen möchte) und konzentriert sich mit geschlossenen Augen zunächst ausschließlich auf seinen Atem. Indem er in Gedanken so genannte Suggestionsformeln rezitiert (z.B. „Meine linke Hand ist warm", „Mein rechtes Bein ist schwer), lenkt er die gesamte Aufmerksamkeit auf das angesprochene Körperteil und ruft auf diese Weise mit seiner Vorstellungskraft die jeweilige Empfindung hervor. Die linke Hand fühlt sich plötzlich wirklich warm an, das rechte Bein scheint bleischwer.

Mit entsprechender Anleitung und ausreichender Übung kann mit dieser Methode zuverlässig und schnell auch im Alltag Entspannung erzielt werden.

2. Yoga

Yoga ist eine Entspannungsmethode, die auf körperlicher Übung und geistiger Konzentration basiert. Mithilfe dieser Methode sollen - der indischen Philosophie folgend, der sie entstammt - Körper, Geist und Seele in Einklang gebracht werden. Bestimmte Körperpositionen und - übungen, Tiefenentspannung, Meditation und Atemübungen sind wichtige Bestandteile des Konzepts.

Egal, für welche Entspannungsmethode Sie sich entscheiden: Regelmäßige Übung wirkt sich nicht nur positiv auf Ihre (Rücken-)Muskulatur aus. Auch bei Kopfschmerzen oder Migräne, Herz-Kreislauf-Erkrankungen, psychischen Belastungen, Schlaflosigkeit und anderen Störungen oder Krankheitsbildern stellen Entspannungsübungen ein relativ einfaches Mittel der Therapieunterstützung dar.

Der chiropraktische Selbsttest

Für jeden der folgenden Tests suchen Sie sich einen Standplatz, wo Sie entspannt in einer senkrechten Position stehen. Ihre Bewegungen sollten langsam und leicht – nie ruckartig oder ausladend! - sein. Falls Sie die angegebenen Abstände nicht oder nicht vollständig ausführen können, notieren Sie das in der unteren Tabelle.

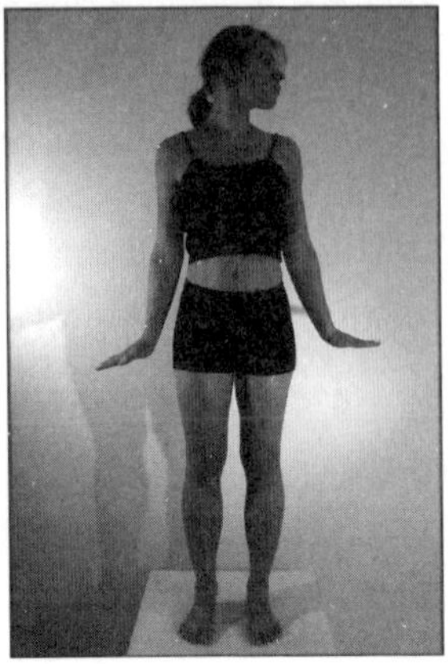

Test 1: Kopfrotation

Drehen Sie Ihren Kopf langsam nach rechts, dann nach links! Halten Sie den Oberkörper starr!
Sie sollten in der Lage sein, den Kopf so zu drehen, dass Kinn und Schulter fast parallel sind.

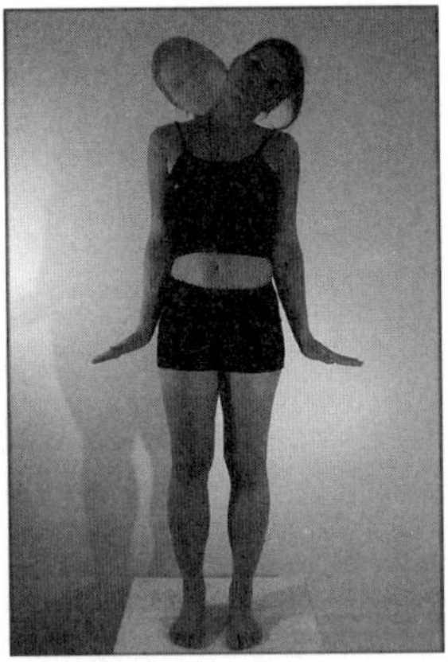

Test 2: Seitliche Beugung

Neigen Sie Ihren Kopf langsam nach rechts, dann nach links! Heben Sie Ihre Schultern nicht an!
Sie sollten in der Lage sein, den Kopf so zu neigen, dass sich die Ohren im Abstand von ca. 3 cm zu den Schultern befinden.

Test 3: Flexion/Extension

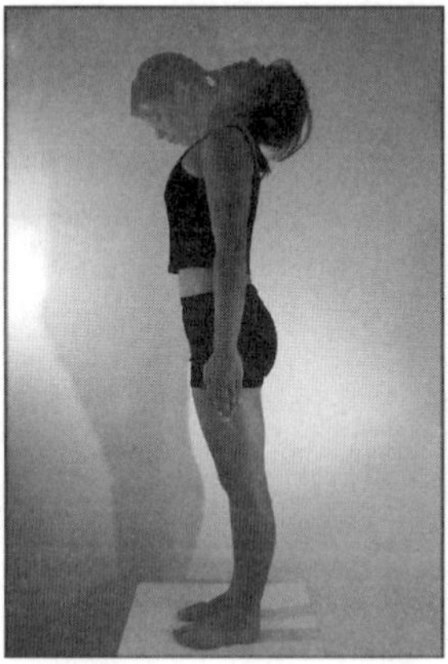

Beugen Sie Ihren Kopf langsam auf die Brust, sodass Kinn und Brust sich fast berühren, dann nach hinten, sodass Sie fast gerade nach oben an die Decke schauen können!

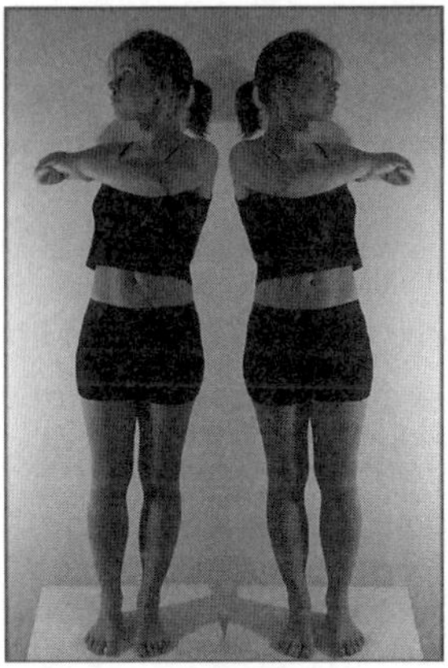

Test 4: Drehung

Drehen Sie Ihren Oberkörper nach links, dann nach rechts! Verschieben Sie dabei nicht Füße oder Hüfte und halten Sie Ihren Kopf gerade!
Sie sollten in der Lage sein, sich ungefähr 45 Grad in jede Richtung zu drehen.

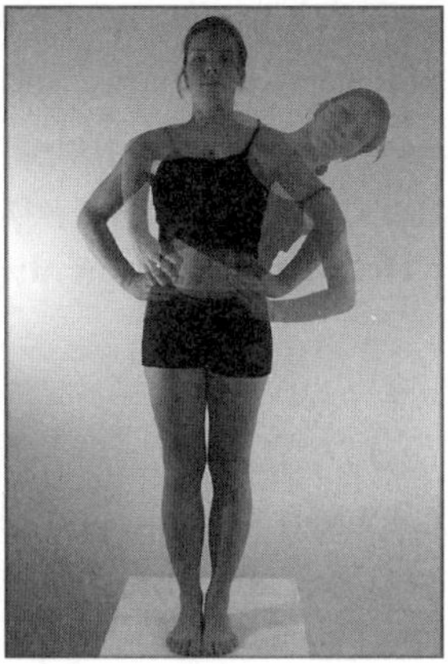

Test 5: Seitliche Beugung

Beugen Sie sich von der Taille nach rechts, dann nach links!

Sie sollten in der Lage sein, sich ungefähr 45 Grad in jede Richtung zu beugen.

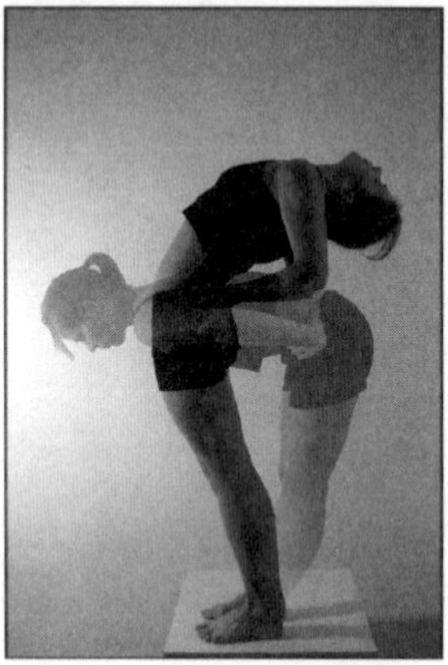

Test 6: Flexion/Extension

Halten Sie Kopf und Rücken gerade, die Beine gestreckt! Beugen Sie sich von der Taille vorwärts, dann rückwärts!
Sie sollten in der Lage sein, sich vorwärts zu beugen, bis Sie zum Fußboden parallel sind und weit genug rückwärts, um gerade an die Decke zu schauen.

Für die folgenden Tests brauchen Sie einen Spiegel, der Ihren Körper vollständig darstellt.

Den Spiegel müssen Sie ein wenig präparieren:
Befestigen Sie ein Band oder stärkeren Bindfaden senkrecht genau im Lot von oben nach unten in der Mitte des Spiegels. Zeichnen Sie mit Lineal und wasserlöslichem Filzstift je eine horizontale Linie in Höhe Ihrer Ohren, Ihrer Schultern und Ihrer Hüften auf die Spiegelfläche. Stellen Sie sich mit dem Gesicht zur Mittellinie des Spiegels gerade hin und entspannen Sie sich. Schließen Sie Ihre Augen, atmen Sie ein und „schütteln" Sie die ganze Spannung aus Ihrem Körper. Wenn Sie sich total entspannt fühlen, öffnen Sie Ihre Augen und bleiben Sie weiterhin gerade stehen. Schauen Sie gerade auf die Mittellinie des Spiegels. Sie müssen jetzt „geistige", also gedachte, Linien bilden, Abweichungen dokumentieren Sie in der Tabelle.

Test 7: Mittellinie

Zeichnen Sie eine gedachte Linie senkrecht durch Ihren Körper, von der Oberseite Ihres Kopfes, durch Ihre Nase, Kinn, Bauch bis zu Ihren Füßen.

Ist diese Linie parallel zur vertikalen Linie auf dem Spiegel, oder ist eine Abweichung zu erkennen?

Test 8: Ohren

Zeichnen Sie eine gedachte Linie waagerecht durch Ihre Ohren. Ist sie wie die Linie auf dem Spiegel horizontal, oder ist eine Abweichung zu erkennen?
Vergleichen Sie die Höhe von Ohrspitzen oder Ohrläppchen!

Test 9: Schultern

Zeichnen Sie eine gedachte Linie über Ihren Schultern! Ist sie wie die Linie auf dem Spiegel horizontal, oder ist eine Abweichung zu erkennen?
Männer können auch die Höhe ihrer Brustwarzen vergleichen!

Test 10: Hüften

Zeichnen Sie eine gedachte Linie durch Ihre Hüften.
Ist sie wie die Linie auf dem Spiegel horizontal, oder ist eine Abweichung zu erkennen?
Für die folgenden Tests brauchen Sie einen Partner:

Test 11: Beinlängen

Legen Sie sich mit dem Rücken auf den Fußboden (oder eine andere feste, flache Oberfläche) ! Halten Sie dabei Ihren Körper so gerade wie möglich und entspannen Sie sich!
Ihr Partner kniet vor Ihren Füßen knien und legt Ihre Fersen in seine Handflächen. Beide Daumen liegen dabei seitlich der äußeren Knöchelspitzen.
Jetzt drücken Sie beide Füße für je 10 Sekunden nach innen und dann nach oben - gegen den leichten Widerstand der Hände des Partners.
Nun lässt der Partner die Füße vorsichtig los.

Jetzt vergleicht der Partner die Beinlängen von oben bei aufgestellten Fußspitzen. Die Beobachtung muss sehr sorgfältig erfolgen, weil der Abstand u.U. nur 2 -3 mm betragen kann. Wenn ein Unterschied vorhanden ist, dokumentieren Sie diesen in der Tabelle.

Test 12: Palpation

Legen Sie sich auf den Bauch und entspannen Sie sich. Weisen Sie Ihren Partner an, mit der weichen Daumenmitte (nicht Daumenspitze) von unten nach oben auf die Dornfortsätze Ihrer Wirbelsäule zu drücken. Der Druck sollte dabei ungefähr so stark sein, als sollte der Reifegrad einer Melone geprüft werden, also nicht zu stark, aber auch nicht zu schwach.

Falls Sie bei dem jeweiligen Druck Schmerzen oder unangenehme Gefühle verspüren, sollte Ihr Partner das notieren. In der Regel sind die Wirbelspitzen (Dornfortsätze) im unteren Bereich gut zu ertasten (palpieren), es sind 5 im Lendenwirbelsäulenbereich, die Brust-und Halswirbel sind für Sie schwerer zu bestimmen.
Der folgende Test ist nur mit etwas technischem Aufwand möglich. Sie benötigen dazu 2 Körperwaagen, die Sie nebeneinander stellen können.

Test 13: Wiege-Test

Stellen Sie sich mit beiden Beinen auf beide Waagen, also rechtes Bein auf rechte, linkes Bein auf linke Waage!
Um ruhig zu stehen, blicken Sie konzentriert auf einen etwas entfernt liegenden Fixpunkt!
Schauen Sie nun vorsichtig, das heißt, indem Sie sich so wenig wie möglich bewegen, auf beide Waagen und lesen die Ergebnisse ab oder lassen Sie die Waagen von einem Partner ablesen!
Tragen Sie das Ergebnis in die Tabelle ein!

Chiropraktischer Selbsttest

Nervenstörung	Normal	Einschränkung	Schmerzen
Test 1			
Test 2			
Test 3			
Test 4			
Test 5			
Test 6			

Normal: *Kein Grund, einen Therapeuten aufzusuchen.*
Einschränkung: *Es liegt mindestens eine Funktionsstörung vor, die noch nicht behandlungsbedürftig sein muss.*
Schmerzen: *Suchen Sie einen Chiropraktiker auf!*

Haltung	Normal	Abweichung	Schmerzen
Test 7			
Test 8			
Test 9			
Test 10			

Normal: *Kein Grund, einen Therapeuten aufzusuchen.*
Abweichung: *Es liegt mindestens eine behandlungsbedürftige Funktionsstörung vor.*
Schmerzen: *Suchen Sie einen Chiropraktiker auf!*

Chiropraktischer Selbsttest (Teil 2)

Beinlänge	Gleiche Länge	Differenz

Gleiche Länge: *Sie verfügen offenbar über eine stabile Becken-Wirbelsäulen-Beziehung!*
Differenz: *Es könnte ein Beckenschiefstand vorliegen. Suchen Sie einen Chiropraktiker auf!*

Palpation	Neutral	Druckschmerz

Neutral: *Sie verfügen offenbar über eine stabile Becken Wirbelsäulen-Beziehung!*
Druckschmerz: *Ein vertebraler Subluxations-Komplex liegt vor. Suchen Sie einen Chiropraktiker auf!*

Wiege-Test	Differenz < 1kg	Differenz > 1kg

Differenz < 1kg: *Sie verfügen offenbar über eine stabile Becken-Wirbelsäulen-Schädel-Beziehung!*
Differenz > 1kg: *Suchen Sie einen Chiropraktiker auf, um Belastungsschäden an Ihrem Bewegungsapparat vorzubeugen!*

Therapeutenverzeichnis

PLZ–Bereich : 0			Qualifikation
Richter, Christine Heilpraktikerin	01277 Dresden	(0351) 3128921	SOT – FD – LF
Förster, Jürgen Heilpraktiker (SOT–Diplom, SOTO U.S.A.)	01309 Dresden	(0351) 2053883	SOT – HWS – FD – CS – KI
Straub, Robert Heilpraktiker (Master Diplom, SOTO U.S.A.)	03197 Jänschwalde	(035607) 699	SOT – FD – LF – TTPT – HWS – GON – CS – SCENAR – KI
Dethloff, Hartmut Heilpraktiker (SOT–Diplom)	04275 Leipzig	(0341) 3061890	SOT – LF – FD – TTPT – HWS – SCENAR
Behrendt, Helga Dr. med. (Master Diplom)	04347 Leipzig	(0341) 2410637 Fax: (0341) 52033 68	SOT – LF – KI – HWS – TTPT – FD – GON – SCENAR
Bräuer, Ute Heilpraktikerin	06406 Bernburg	(03471) 372217	SOT – TTPT – FD – LF – SCENAR
Dethloff, Hartmut Heilpraktiker (SOT–Diplom)	06922 Prettin	(035386) 60233	SOT – LF – FD – TTPT – HWS – SCENAR

PLZ–Bereich : 1			Qualifikation
Wagner, Birgit Heilpraktikerin (SOT–Diplom)	10713 Berlin (Wilmersdorf)	(030) 7713899	SOT – LF – FD – KI – SCENAR
Stöcklein, Manuel Heilpraktiker (SOT–Diplom)	10717 Berlin (Wilmersdorf)	(030) 8614971	SOT – LF – TTPT – FD – GON – HWS
Schwarz, K.J. Chiropraktik–Schule Berlin Heilpraktiker (Master Diplom, SOTO U.S.A.)	10777 Berlin (Schöneberg)	(030) 23516810	SOT – FD – LF – TTPT – HWS – GON – KI – CS – SC ENAR
Richter, Jane Heilpraktikerin	10783 Berlin (Schöneberg)	(030) 21912575 Mobil: 0172– 8765441	SOT – LF – KI – HWS
Vitalis, Panagiotis M.D.(Alt. - Med.) / Ind. BAM. (SOTO U.S.A.)	10783 Berlin Schöneberg	(030) 21912575	SOT – KI – HWS – FD – TTPT
Holjewilken, Jörg Heilpraktiker	10963 Berlin (Kreuzberg)	(030) 21917551 Mobil: 0179–9735665	SOT – LF – HWS – TTPT
Meininger, Peter Heilpraktiker (SOT-Diplom)	12057 Berlin (Neukölln)	(030) 6842527	SOT – FD – LF – TTPT – KI
Saager, Birgit Heilpraktikerin (SOT–Diplom)	12101 Berlin (Tempelhof)	(030) 78719882	SOT – KI – LF – HWS
Basten, Claudia Heilpraktikerin (SOT–Diplom)	12161 Berlin (Steglitz)	(030) 8594232	SOT – LF – CS – KI
Juras, Harald Heilpraktiker (SOT–Diplom)	12167 Berlin (Steglitz)	(030) 79709360	SOT – FD – LF – TTPT – KI – HWS – CS – GON
Juras, Kathrin Heilpraktikerin	12167 Berlin (Steglitz)	(030) 79709360	SOT – FD – LF – TTPT – HWS – GON – SCENAR

PLZ–Bereich : 1			Qualifikation
Schmitt, Oliver Heilpraktiker (SOT–Diplom)	12207 Berlin (Lichterfelde)	(030) 77393700	SOT – FD – LF – TTPT – HWS
Albrecht–Kumi, Karola Heilpraktikerin (SOT–Diplom, SOTO U.S.A.)	12209 Berlin (Lichterfelde)	(030) 77392515	SOT – FD – LF – TTPT – HWS – CS – SCENAR – KI
Meininger, Peter Heilpraktiker (SOT–Diplom)	12277 Berlin (Marienfelde)	(030) 7232340	SOT – FD – LF – TTPT – KI
Emmrich, Ute Dr. phil.,Heilpraktikerin (SOT–Diplom)	12557 Berlin (Köpenick)	(030) 65472133	SOT – LF – CS – KI
Juen, Christina Heilpraktikerin	13127 Berlin (Pankow)	(030) 40046762 Mobil: 0172– 4964822	SOT – CS – LF – SCENAR
Kuhnke, Heiko Heilpraktiker (Master Diplom)	13187 Berlin (Pankow)	(030) 4373891 3	SOT – HWS – LF – TTPT – FD – GON
Dallmann, Rainer Heilpraktiker (SOT-Diplom)	13509 Berlin (Tegel)	(030) 40208388	SOT –LF – KI – CS – HWS
Frangenheim, Silvia Heilpraktikerin (SOT–Diplom)	13581 Berlin (Spandau)	(030) 35131005	SOT – HWS – LF – TTPT – FD – KI
Kohs, Claudia Heilpraktiker (SOT–Diplom)	14199 Berlin (Schmargendorf)	(030) 8257140	SOT – LF – TTPT – FD – HWS
Wittke, Martina Heilpraktikerin	14199 Berlin (Schmargendorf)	(030) 88679605	SOT – LF – HWS
Hoth, Notburga Heilpraktikerin (SOT–Diplom)	14480 Potsdam	(0331) 6004781	SOT – LF – HWS – TTPT – GON – KI – SCENAR
Hermann, Mario Heilpraktiker (SOT–Diplom)	14776 Brandenburg	(03381) 224388	SOT – FD – LF – TTPT – GON – CS
Uhlig, Hans–Jürgen Heilpraktiker (SOT–Diplom)	15366 Hönow	(03342) 349180 Mobil: 0179– 3226048	SOT – LF – GON – HWS – CS – TTPT–SCENAR
Wirzberger, Angela Heilpraktikerin (SOT–Diplom)	15366 Neuenhagen	(03342) 159240	SOT –LF – FD – HWS – TTPT – KI – CS – SCENAR
Wirzberger, Angela Heilpraktikerin (SOT–Diplom)	15566 Schöneiche	(030) 64330316 Mobil: 0173– 4960399	SOT – LF – FD – HWS – TTPT – KI – CS – SCENAR
Straub, Robert Heilpraktiker (Master Diplom, SOTO U.S.A.)	15864 Wendisch Rietz	(033679) 750110	SOT – FD – LF – TTPT – HWS – GON – CS – SCENAR – KI
Richter, Jane Heilpraktikerin	16792 Zehdenick, OT	(033080) 60441 Mobil: 0172– 8765441	SOT – LF – KI – HWS
Uhlig, Hans–Jürgen Heilpraktiker (SOT–Diplom)	16798 Fürstenberg / Havel	(03342) 349180 Mobil: 0179–3226048	SOT – LF – GON – HWS – CS – TTPT – SCENAR

PLZ–Bereich : 2			Qualifikation
Landmann, Jaan–Peer Heilpraktiker (SOT–Diplom)	21224 Vahrendorf	(04108) 41490	SOT – GON – KI
Gerdau, Leonore Heilpraktikerin	21423 Winsen a.d. Luhe	(04171) 690066	SOT – GON – KI – TTPT – FD
Treutner, Stefanie Heilpraktikerin (SOT–Diplom)	21481 Lauenburg	(04153) 598667	SOT – TTPT – CS – LF
Djahanbaz, Cyrus Marco Heilpraktiker	22880 Wedel	(04103) 99833	GON – HWS
Rösler, Marco Heilpraktiker	26129 Oldenburg	(0441) 50500250	SOT – LF – HWS – FD
Kuhlmann Markus Heilpraktiker (SOT–Diplom)	26871 Papenburg	(04961) 2364	SOT – LF
Behrendt, Fredy Heilpraktiker (SOT–Diplom, SOTO U.S.A.)	27308 Neddena- verbergen	(04238) 932090	SOT – HWS – FD – GON – LF– KI – TTPT
Unger, Nicole Heilpraktikerin	27798 Hude	(04408) 807480	SOT – CS – LF – KI
Funke, Arnica Heilpraktiker (SOT–Diplom)	29223 Celle	(05141) 95860	SOT – LF

PLZ–Bereich : 3			Qualifikation
Siebig, Kristin Heilpraktikerin	30900 Wendemark	(05130) 609570	SOT – LF – TTPT
Schwarze, A. Heilpraktikerin	31073 Delligsen	(05187) 4158	SOT – HWS – FD – GON – TTPT
Gossmann, Chr. Heilpraktiker	33615 Bielefeld	(0521) 96750998	SOT – LF – HWS – CS – GON – TTPT
Kiehlmann, Reiner Heilpraktiker (SOT–Diplom, SOTO U.S.A.)	37073 Göttingen	(0551) 5085312	SOT – LF – GON – TTPT – FD – HWS –KI
Kunz, Matthias Heilpraktiker (SOT–Diplom)	38442 Wolfsburg	(05362) 63976	SOT – FD – LF – TTPT
Hermann, Mario Heilpraktiker (SOT–Diplom)	39106 Magdeburg	(0391) 7362365	SOT – FD – LF – TTPT – GON
Werner, Monika Heilpraktikerin	39218 Schönebeck	(03928) 81981	SOT – LF – TTPT – FD
Ruff, Christiane Heilpraktikerin	39387 Schermcke	(039407) 98953	SOT – LF
Loy, Matthias Heilpraktiker	39615 Werben / Elbe	(039393) 92979 (30) 23516810 (m ittwochs)	SOT

PLZ–Bereich : 4			Qualifikation
Leuffen, Sascha Heilpraktiker **(Master Diplom)**	40667 Meerbusch (Büderich)	(02132) 599748 Mobil: 0171– 6391372	SOT – FD – LF – TTPT – HWS – GON – SCENAR
Pereira, Sebastian Heilpraktiker (SOT–Diplom)	40699 Erkrath	(02104) 817931	SOT – HWS – LF – TTPT – FD
Maxrath, Ralf Heilpraktiker	41517 Grevenbroich	(02181) 495743 Mobil: 0172 – 4858820	SOT – LF – TTPT – HWS
Tiroke, Markus Heilpraktiker	44225 Dortmund	(0231) 256344	SOT – LF – HWS – TTPT – FD – GON – KI
Bischoff, Hanno A. Heilpraktiker (SOTO U.S.A.)	44787 Bochum	(0234) 2399637	SOT – LF – TTPT – KI – FD – HWS – TTPT – GON
Arndt, Ursula Heilpraktikerin	47055 Duisburg	(0203) 4795075	SOT – HWS – GON – TTPT
Peters, Ulrich Heilpraktiker	47608 Geldern	(02831) 87992	SOT – LF
Turkat, Karl Heilpraktiker	47623 Kevelaer	(02832) 505499	SOT – HWS – LF – TTPT – CS – FD – KI

PLZ–Bereich : 5			Qualifikation
Baur, Johann Heilpraktiker	51067 Köln	(0221) 5792482	SOT – HWS – TTPT
Marx, H. J.	53545 Linz /Rh	(02644) 7707	SOT – HWS – LF – FD – GON – KI – TTPT

PLZ–Bereich : 6			Qualifikation
Fritz, Dirk H. Heilpraktiker	64560 Riedstadt	(061 58) 2210	SOT – LF – HWS – FD – TTPT
Jäger, Petra Heilpraktikerin (SOT–Diplom)	65779 Kelkheim	(06195) 3656	SOT – FD – LF – TTPT
Dittrich, Bernhard Heilpraktiker (SOT–Diplom, SOTO U.S.A.)	68307 Mannheim	(0621) 7886111	SOT – FD – LF – TTPT
Schornik, Gerd B. (SOT–Diplom)	68723 Schwetzingen	(06202) 22722	SOT – FD – LF – TTPT – GON

PLZ–Bereich : 7			Qualifikation
Breyer, Klaus Heilpraktiker	70178 Stuttgart	(0711) 611377	SOT – LF – FD
Klettner, Sabine Heilpraktikerin	74397 Pfaffenhofen	(07046) 912354	SOT – LF – HWS – GON – CS – FD – TTPT – KI
Klettner, Bernd Heilpraktiker (SOT–Diplom)	74397 Pfaffenhofen	(07046) 912354	SOT – FD – TTPT – HWS – LF – KI
Schöllhammer,F. Heilpraktiker (SOT–Diplom)	75180 Pforzheim	(07231) 765238	SOT – FD – LF – TTPT – HWS – GON – CS – KI

PLZ–Bereich : 8			Qualifikation
Thiele, Rainer Dr. med.,Heilpraktiker (SOT–Diplom, SOTO U.S.A.)	80469 München	(089) 23076644	SOT – FD – KI – HWS – LF – TTPT
Weiss, Luis Heilpraktiker (SOT–Diplom, SOTO U.S.A.)	80802 München	(089) 391820 oder (089) 85637590	SOT – FD – LF – TTPT – CS
Scholz, Wolfgang Heilpraktiker	81241 München	(089) 8888733	FD – LF – TTPT – HWS
Holzberger, Uwe Heilpraktiker (SOT–Diplom)	82256 Fürstenfeldbruck	(08141) 25798	SOT – FD – LF – TTPT – KI
Pollerer, Claudia Heilpraktiker (SOT–Diplom)	82335 Berg (Starnb.See)	(08151) 55266	SOT – FD – LF – TTPT
Berndt, Sigurd Heilpraktiker (SOT–Diplom, SOTO U.S.A.)	83410 Laufen	(08682) 7468	SOT – FD – TTPT – GON – KI – CS – LF – HWS
Rauscher, Sepp Heilpraktiker	84332 Hebertsfelden	(08721) 910392	SOT – LF – TTPT – CS – HWS – FD – GON – SCENAR – KI
Schweighofer, Michael Heilpraktiker	86150 Augsburg	(0821) 1598408	SOT – FD – TTPT – LF
Degen, Michael Heilpraktiker (Master-Diplom)	88131 Lindau	(0043) 5574/46522 oder (0043) 664/2338438	SOT –HWS – LF– TTPT – FD
Paege, Marlies Heilpraktikerin	88179 Oberreute	(08387) 924748	SOT – LF

PLZ–Bereich : 9			Qualifikation
Kurpik, Andreas Heilpraktiker	94032 Passau	(0851) 9885734	SOT – HWS – GON
Kiehlmann, Reiner Heilpraktiker (SOT–Diplom, SOTO U.S.A.)	99734 Nordhausen	(03631) 972665	SOT – LF – GON – TTPT – FD – HWS – KI

Ausland			
Belgien			**Qualifikation**
Borthoul, Vincent	4681 Hermalle S/A	(0032) 497140681	SOT – HWS – LF – TTPT – FD – GON
Craen, Peter	3770 Riemst	0172– 2013657	SOT – HWS – LF – TTPT – FD – GON
Landmeters, J.	4710 Lontzen	(0032) 87852623	SOT – HWS – LF – TTPT – FD – GON
Schweiz			**Qualifikation**
Lizio, Carsten (SOT–Diplom)	8620 Wetzikon	(0041) 19305976 oder (079) 3181780	SOT – HWS – LF – TTPT – FD – GON – KI
Gähler, Andreas	9642 Ebnat-Kappel	(0041) 0719939900	SOT – HWS – CP – TTPT
Österreich			**Qualifikation**
Degen, Michael Heilpraktiker (Master Diplom)	6900 Bregenz	(05574) 465 22	SOT – HWS – LF – TTPT – FD
Berndt, Sigurd Heilpraktiker (SOT–Diplom, SOTO U.S.A.)	5611 Großarl 5110 Oberndorf	0664–3504448	SOT – FD – TTPT – GON – KI – CS – LF – HWS
Sayed, Ibrahim	3004 Harland	(0043)2742–882827	SOT – LF – TTPT – FD – GON – KI – CS
Polen			**Qualifikation**
Drobner, Zdzistaw	42–200 Czestochowa	(034) 3629773	
Brasilien			**Qualifikation**
Kundmüller, Doris	CPF 79900 000 Ponta Porã MS	(067) 81187476	FD – HWS

Qualifikationsnachweise:

S.O.T.	= sanfte Chiropraktik mit Blocklagerung
FD	= Bandscheibentechnik (Flexion-Distraction)
LF	= Impuls-Therapie mit Activator, Chiro-Integrator, ChiroAdjuster - Instrument
TTPT	= Instrumental-Technik (Thompson-Terminal-Point)
HWS	= HWS Expertentechniken
KI	= Spezialausbildung für Babys, Kinder und Jugendliche
GON	= Gonsteadt - Technik
SCENAR	= Scenar-Diagnose und Therapie
CS	= Chiro-Scanner Diagnostik und Toftness-Technik
SOT- Diplom	= Prüfung abgelegt in S.O.T. und Craniopathy und MOT
SOTO U.S.A.	= Mitglied der Sacro Occipital Technique Organziation U.S.A.
Master- Diplom	= BDC Master Diplom (umfasst alle chiropraktischen Techniken)

Chiropraktische Intensivkur mit Urlaubscharakter

Zwei „Häuser der Chiropraktik“ bieten stationäre Aufenthalte in angenehmer Atmosphäre und landschaftlich reizvoller Umgebung.

Spezialisierung auf professionelle Chiropraktik und die Anwendung der sanften, original amerikanischen Techniken stehen im Vordergrund. Neben den bekannten Untersuchungsmethoden wird eine Computer unterstützte Untersuchung der Wirbelsäule durchgeführt, die bisher nur in den U.S.A. von Chiropraktikern angewendet wurde. Durch diese Untersuchung kann der Behandlungsverlauf ohne schädliche Nebenwirkungen dokumentiert werden.

Ein „Operation?-Nein-danke!-Programm“ kann in nur 3 Tagen, bei bis zu 5 verschiedenen therapeutischen Anwendungen täglich, Linderung bringen.
Für welches „Haus der Chiropraktik“ Sie sich auch entscheiden: Beide Häuser erfüllen die, vom Bund deutscher Chiropraktiker e.V. festgelegten hohen Standards!

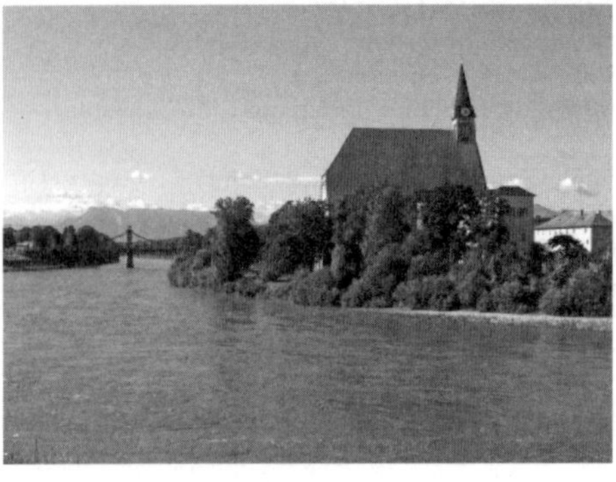

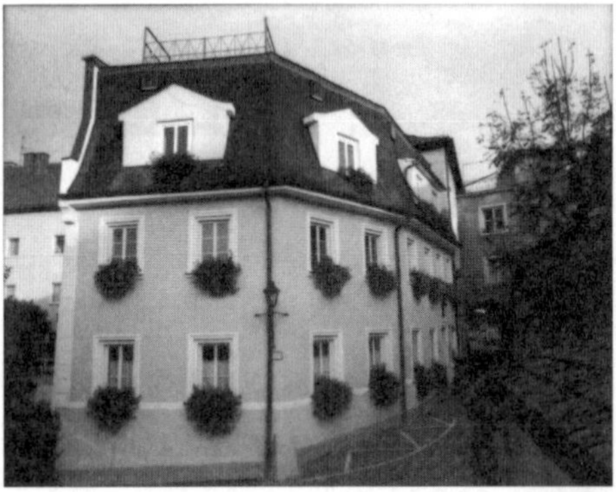

Laufen ist eine der historischen Salzachstädte im Voralpenland, ca. 10 Kilometer nördlich von Salzburg gelegen. Mit seiner malerischen Altstadt und eingebettet in eine sanfte Moränenlandschaft, bietet es das ideale Umfeld für Erholung und Genesung.

Haus der Chiropraktik
Institut Berndt GmbH
Laufen/Salzach
Schiffmeistergasse 4
83410 Laufen
Tel.: 08682-7468

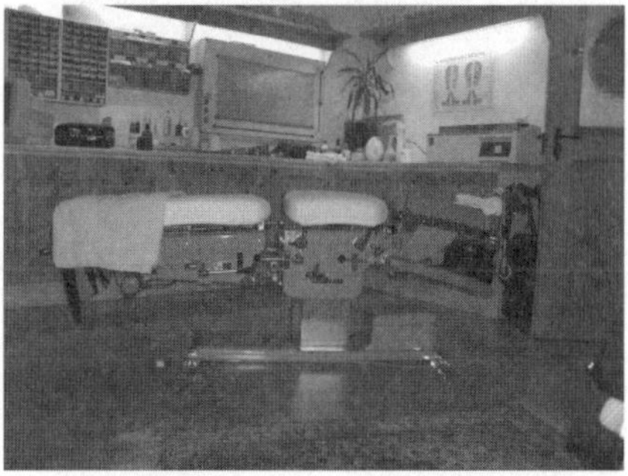

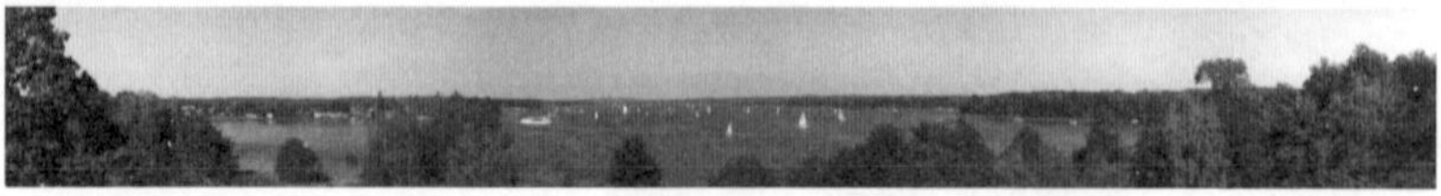

Das brandenburgische Wendisch Rietz, am südlichen Ende des Scharmützelsees („Märkisches Meer") gelegen, ist anerkannter Erholungsort. Die malerische Umgebung lädt zum Wandern, Radeln oder Wassersport ein.

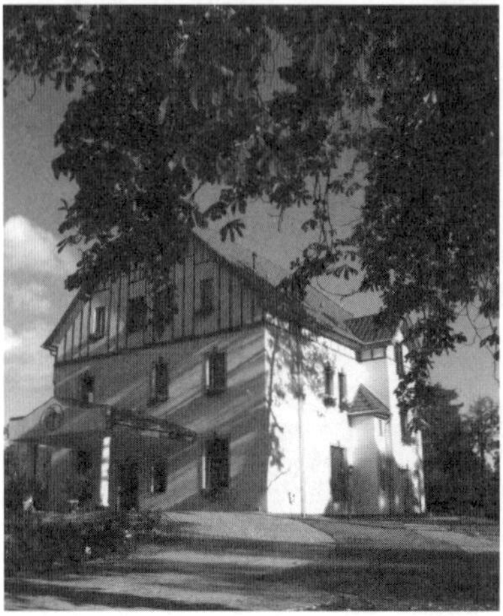

Haus der Chiropraktik „Seeblick"
Beeskower Chaussee 15
15864 Wendisch Rietz
Tel.: 033679-750110

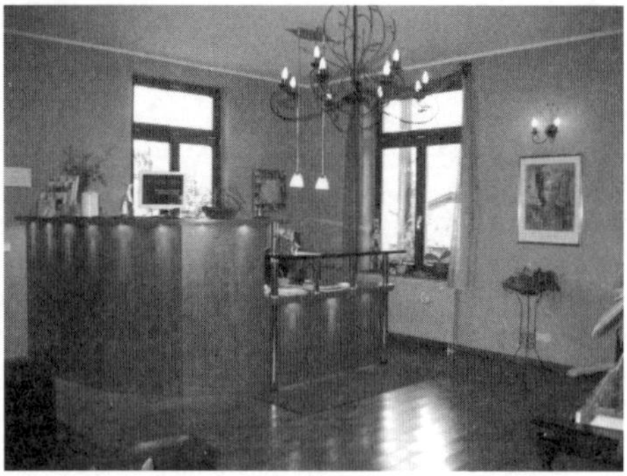

Die Autorinnen

Steffi Beckmann

Jahrgang 1964, staatlich anerkannte Erzieherin. Veröffentlichungen in: Tageszeitungen, der Zeitschrift „Kurzgeschichten“ (2004 - 2006), sowie in diversen Anthologien, Beitrag auf DVD-ROM im Rahmen des MDR-Projektes „Damals in der DDR“.

Die Autorin lebt mit ihrer Familie in einer Kleinstadt in Nordrhein-Westfalen.

„Zu Papier gebrachte Gedanken überdauern die Zeit und werden zu einem der Bestandteile, die letztendlich für die Zukunft erhalten bleiben“, lautet ihr Schreibmotto.

Gabriele Kern

Jahrgang 1963, Fachwirtin für Sozialdienste, freiberufliche Lektorin und Autorin, Betreiberin der Literaturportale www.kurzgeschichten-planet.de und www.drabbles.de, Herausgeberin der Anthologie „Die Frau hinter der Tür“ (ISBN 3-935982-48-8, Web-Site-Verlag), Veröffentlichungen in diversen Anthologien.

Die Autorin lebt und arbeitet in einer hessischen Kleinstadt, die sie zu ihrer Wahlheimat erkoren hat. Neben der Arbeit mit psychisch behinderten Menschen sucht und findet sie Ausgleich und Erfüllung im Schreiben.

Quellen: www.chiropraktik-bund.de

Fachliche Beratung:

K.J. Schwarz

(Chiropraktik-Schule Berlin)

Robert Straub

(Präsident Bund deutscher Chiropraktiker e.V.)